[瑞士] 荣格————————著 ● 中央编译翻译服务组————————译

心理治疗

U0225362

中央编译出版社
CCTP Central Compilation & Translation Press

图书在版编目 (CIP) 数据

心理治疗 /（瑞士）荣格著；中央编译翻译服务组

译 . —北京：中央编译出版社, 2023.7（2024.11 重印）

（荣格心理学经典译丛）

ISBN 978-7-5117-4440-1

Ⅰ . ①心⋯ Ⅱ . ①荣⋯ ②中⋯ Ⅲ . ①精神疗法

Ⅳ . ① R493

中国国家版本馆 CIP 数据核字 (2023) 第 095449 号

心理治疗

责任编辑	郑永杰
执行编辑	宋　妍
责任印制	李　颖
出版发行	中央编译出版社
地　　址	北京市海淀区北四环西路 69 号 (100080)
电　　话	(010)55627391（总编室）　　(010)55627319（编辑室）
	(010)55627320（发行部）　　(010)55627377（新技术部）
经　　销	全国新华书店
印　　刷	佳兴达印刷（天津）有限公司
开　　本	880 毫米 × 1230 毫米　1/32
字　　数	99 千字
印　　张	7
版　　次	2023 年 7 月第 1 版
印　　次	2024 年 11 月第 3 次印刷
定　　价	369.00 元（全 8 册）

新浪微博：@ 中央编译出版社　　微　信：中央编译出版社 (ID: cctphome)

淘宝店铺：中央编译出版社直销店 (http: //shop108367160.taobao.com) (010)55627331

出版前言

　　荣格的《金花的秘密》和《未发现的自我》在中央编译出版社出版后，引起国内读者的广泛关注，其中不乏心理学爱好者、心灵探索者，以及荣格心理学的研究者。

　　这两本书之所以广受关注，原因正如它们的名字所指出的——"秘密""未发现"，这是荣格向人类发出探索潜在奥秘的邀请。荣格曾感叹，在人类历史上，人们把所有精力都倾注于研究自然，而对人的精神研究却很少，在对外界自然的探索中，人类逐渐迷失自我，被时代裹挟，被无意识吞噬……

　　为了更好地向读者介绍荣格心理学，中央编译出版社选取荣格文献中的精华篇章，切入荣格关于梦、原型、东洋智慧、潜意识、成长过程等方面的心理问题、类型问题、心理治疗等相关主题内容，经由有关专家学者翻译，以"荣格心理学经典译丛"为丛书名呈现出来。此外，书中许多精美插图均来自于不同时期荣格的相关著作，部分是在中国书刊中首次出现，与书中内容相配合，将带给读者不一样的视觉与心灵冲击。

多年来，中央编译出版社注重引进国外有影响的哲学社会科学著作，其中有相当一部分是心理学方面的著作，目前已形成比较完整的心理学著作体系，既有心理学基础理论读物，又有心理学大众普及读物，可谓种类丰富、名家荟萃。我们希望这套丛书的推出，能够为喜欢荣格心理学的读者和心理学研究者，提供一套系统、权威的读本，也带来更好的阅读体验。译文不当之处，敬请批评指正。

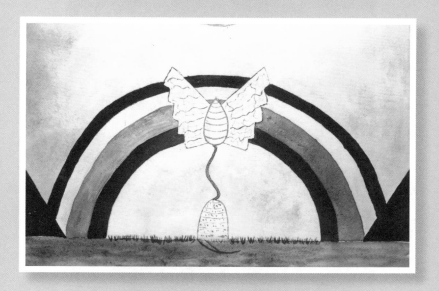

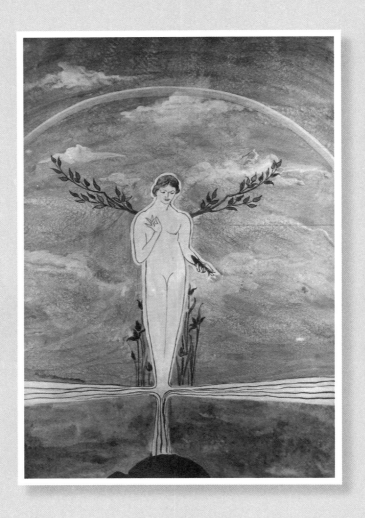

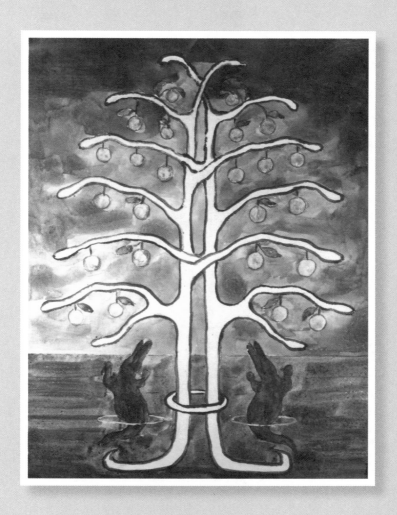

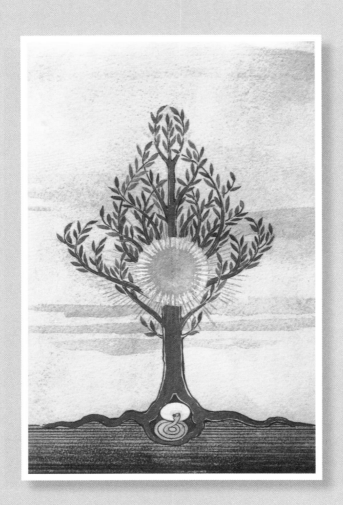

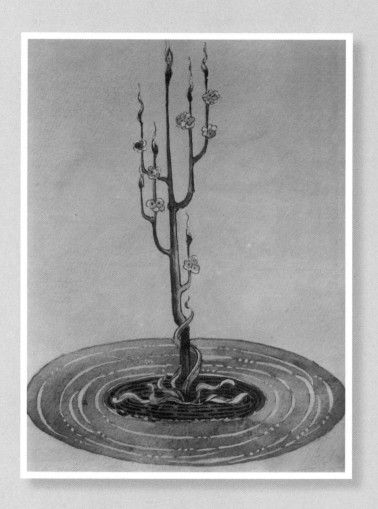

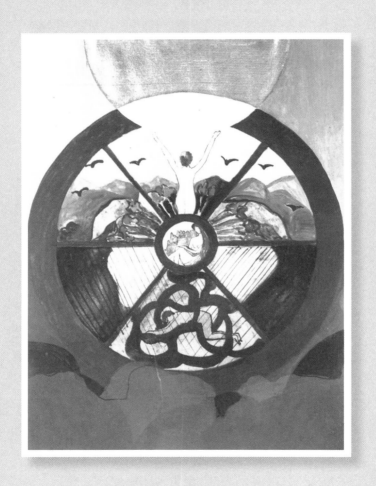

目　录

第 一 章

什么是心理治疗？

1935年，在关于瑞士心理治疗的研讨会上发表。

不久前，对于伴随着神秘心理症状的患者，善意的医生会同时推荐新鲜空气、冷水和"心理治疗"。通过更加仔细的考察可以发现，"心理治疗"表示一种稳健、慈爱的建议，它试图以迪布瓦（Dubois）的方式使患者相信，这些症状"只是心理上的"，因此是病态幻想。

不可否认，建议有时有一些作用，但建议在现代心理治疗中的地位类似于包扎在现代手术中的地位，也就是说，个人和权威影响是重要的康复因素，但绝不是唯一因素，而且绝不是心理治疗的本质。过去，每个人似乎都可以给别人做心理治疗。今天，心理治疗已经成为一门科学，拥有科学方法。随着我们对于神经症和身体疾病心理并发症性质的理解越来越深，治疗的性质也发生了很大的变化和分化。之前的暗示理论认为，我们需要通过反作用抑制症状。现在，暗示理论已被弗洛伊德（Freud）的精神分析观点取代。弗洛伊德意识到，抑制症状不会消除导致疾病的原因，症状其实是某种直接或间接指示病因的路标。过去三十年左右，这种新颖的态度已得到普遍接受，彻底改变了治疗，因为和暗示疗法不同，它要求患者意识到病因。

催眠等暗示疗法在很大程度上被抛弃了，这完全是因为它的结果极其糟糕。暗示疗法使用起来比较容易和实用，允许有技术的执业者同时治疗许多病人。至少，这种方法似乎很有希望赚钱。不过，真正的康复者少之又少，而且很容易复发。所以，就连同时治疗多人的美好前景也无法拯救它。否则，执业者和医疗保险官员完全有理由保留这种方法。最终，这种方法还是由于低效的问题消失了。

弗洛伊德要求患者意识到病因，这一要求成为最近所有心理治疗形式的主旨或基本假设。过去五十年的心理病理学研究已经明确证明，神经症最重要的致病过程本质上在潜意识中。实践经验表明，让患者意识到致病事实或过程对于康复的实际意义比暗示大得多。所以，过去二十五到三十年，整个心理治疗领域放弃了直接暗示，转而支持其他各种治疗形式，其共同观点是使患者意识到导致疾病的原因。

前面说过，治疗的改变伴随着更加深刻、分化程度更高的神经障碍理论。只要治疗局限于暗示，它就可以满足于最简单的理论骨架。人们认为将神经症状看作过度想象的"幻想"就够了。根据这种观点，你很容易制定治疗方案，其目标仅仅是抑制想象的产物，即"虚拟"症状。虽然人们轻描淡写地称之为"虚拟"症状，但它其实是疾病状态的某种表现形式，这种状态拥有千变万化的症状。一种症状刚被抑制，另一种症状又会出现。核心障碍并没有被触及。

在布鲁尔（Breuer）和弗洛伊德影响下，神经症的所谓"创伤"理论曾长期流行。医生试图通过"宣泄方法"使患者意识到最初的创伤元素。虽然这种方法及其理论相对简单，但它也要求医生对患者持有和暗示方法完全不同的态度。只要有必要的决心，任何人都可以使用暗示方法。宣泄方法要求仔细考察每个病例，耐心寻找可能的创伤。这是因为，只有对材料进行最细致的观察和考察，你才能将创伤元素聚集起来，以释放导致神经症的原始情感状况。所以，你很难甚至无法进行利润丰厚的集体治疗。虽然这种理论对医生的要求高于暗示疗法，但它非常简单。所以，你总是可以实施非常机械的程序，因为从原则上看，医生完全可以同时让多个患者进入放松状态，以释放创伤记忆。

随着这种个体治疗方法得到更加普遍的使用，你已经不能佯称创伤理论是仓促的总结了。随着经验的积累，每个有良知的神经症状研究者都会发现，性创伤和其他冲击也许可以解释某些形式的神经症，但是绝不能解释所有神经症。弗洛伊德本人很快跳出了创伤理论框架，提出了"抑制"理论。这种理论要复杂得多，治疗方法也发生了相应的分化。人们意识到，单纯的发泄无法实现目标，因为大多数神经症根本不是创伤导致的。抑制理论更加深刻地认识到，严格地说，典型的神经症属于发展障碍。弗洛伊德认为，这种障碍源于婴儿期性冲动和性倾向的压抑，这些冲动和倾向由此进入潜意识。抑制理论的任务是跟踪患者的这些倾向。根据定义，这些倾向在潜意识里，因此要想证明它们的存在，你必须充分考察患者的既往病历和实际幻想。

一般而言，婴儿期冲动主要出现在梦境中。所以，弗洛伊德开始认真研究梦境。这是使现代心理治疗成为个体治疗方法的决定性步骤。你根本无法对多个患者同时进行精神分析。你完全无法把它变成机械程序。

阿德勒（Adler）的治疗形式被称为"个体心理学"，弗洛伊德和斯特克尔（Stekel）的治疗形式被称为"精神分析"。不管如何称呼，不管是哪种现代心理治疗，只要它宣称在医疗上是认真的，在科学上是可靠的，它就不能是量产的，只能专心而慷慨地关注个体。这种程序必然是非常细致和漫长的。的确，人们常常试图最大限度地缩短治疗时间，但其结果并不理想。重点是，大多数神经症是在多年时间里积累而成的不良发展，无法通过短暂的高强度程序矫正。所以，时间是一个不可取代的康复因素。

神经症仍然被看作温和疾病，这很不公平。这主要是因为，它不是身体疾病，不是看得见摸得着的。人们不会"死于"神经症，但身体疾病也不全是致命的。人们完全没有想到，和身体疾病不同，神经症可能带来极为有害的心理和社会影响，常常比精神病更加严重。精神病患者通常需要进行社会隔离，以免伤害别人。从各个方面来看，膝盖长合、足部截肢和长期肺结核比严重神经症更能令人接受。当你不只从临床角度看待神经症，而且从心理和社会角度看待它时，你会发现，它的确是严重的疾病，尤其是考虑到它对患者环境和生活方式的影响。仅从临床角度看待神经症的性质是不公平的，因为神经症与其说是严格意义上的疾病，不如说是心理社会现象。它迫使我们拓展"疾病"一词的含义，超越功能紊乱的个体身体，将神经症患者看作患病的社会关系系统。当你以这种方式纠正你的思想时，你就可以理解，为什么神经症的恰当治疗是一件周密而复杂的事情了。

遗憾的是，医学教师很少注意到，神经症的数量（最重要的是器质性疾病心理并发症的频率）很多，因此对一般从业人员非常重要，尽管他可能没有意识到这一点。不过，他所接受的教育完全没有涉及这个重要方面。实际上，他常常没有机会发现关于这个主题的任何资料，尽管这个主题在实践中非常重要。

现代心理治疗的出现主要依赖于弗洛伊德的贡献。所以，我们常常将心理治疗完全等同于弗氏"精神分析"。这种观点是错误的。这个错误显然是弗洛伊德本人及其追随者造成的，他们以极具宗派色彩的方式将他们的性理论和方法论看作唯一真理。阿德勒的"个体心理学"是不能低估的贡献，代表了心理学视野的拓宽。精神分析的理论和方法有许多可取之处，但它本质上将真理局限于性参考框架下，对一切不属于这个框架的事情视而不见。阿德勒证明，许多神经症可以通过另一种方式得到更成功的解释。

这些更新的理论发展有两个治疗目标，一是

使患者意识到致病内容和趋势，二是将其还原到最初的"简单"本能，这种本能被认为可以使患者恢复到未经扭曲的自然状态。这种目标值得称赞，它在实践中符合逻辑，而且充满希望。考虑到治疗神经症的巨大困难，健康的结果令人极为鼓舞，它非常理想，就是我们最大的愿望。

本能还原本身存在一些问题，因为人一直在与本能作斗争，也就是说，他们处于持续冲突状态。所以，本能还原存在用另一种神经冲突取代原始神经冲突的风险。（仅举一例：弗洛伊德用所谓"移情神经症"取代了神经症。）为避免这种风险，精神分析试图通过分析思想贬低婴儿期欲望的价值，而个体心理学试图根据群居本能实现个体的集体化，以取代婴儿期欲望。弗洛伊德代表十九世纪的科学理性主义，阿德勒代表二十世纪的社会政治趋势。

这些观点显然依赖于和时代有关的假设。在此背景下，我强调，治疗方法需要更强的个体化，其目标需要非理性化，尤其是后者，它可以确保最大限度地远离偏见。在处理心理发展时，医生原则上应该顺其自然，尽量避免将患者导向自己的哲学、社会和政治倾向。虽然法律面前人人平等，但他们仍然是完全不同的个体。所以，每个人只能以自己的方式寻找幸福。我不是想宣传"个人主义"，只是想指出负责行为的必要前提条件：你应该认识自己和自己的独特性，有勇气坚持自己的独特性。只有当你以自己的方式生活时，你才是负责任的，可以开展行动。否则，你就只是没有真正人格的依附者和追随者。

我之所以提到现代心理治疗的这些普遍问题，不是为了阐述它们，而是为了向读者展示以指导神经症不良发展返回自然轨道为公开目标的执业者面对的那种问题。假设一个人在很大程度上没有意识到他的心理。为了教育他，使他有意识地为自己选择正确道路，同时清晰认识到自己的社会责任，你需要细致而漫长的程序。如果说弗洛伊德通过观察梦境——这对治疗非常重要——大大提高了治疗方法的复杂程度，那么进一步的个体化不但没有简化治疗，反而使之变得更加苛刻，因为它自然更加重视患者的个人资料。因为患者的特定人格由此得到启动，所以你可以要求他提供更多合作。心理分析师认为，他必须连续数月每天和患者见面一小时。对于困难的病例，我每个星期见三四次面。通常，我每个星期见两次面就够了。当患者步入正轨时，我会缩减到每个星期一次。在两次见面之间，他需要在我的控制下独自努力。我为他提供必要的心理知识，使他尽快摆脱我的医疗权威。而且，我会每隔十个星期左右暂停治疗，以便使他返回正常环境。这样一来，他就不会疏远他的世界，因为以另一个人为代价的生活趋势对他不利。在这种程序中，时间可以作为康复因素发挥作用，患者无须花钱购买医生的时间。经过恰当的指导，一段时间以后，大多数人都可以为康复工作做出贡献，不管这种贡献起初多么不起眼。根据我的经验，太多的见面不会缩短总体康复时间。所有需要充分治疗的病例都会持续很长时间。所以，对于收入微薄的患者，如果见面时间分散开，患者在间隔期自己努力，治疗费用就会更能让人接受。如果为了（有问题的）暗示效果而每天见面，治疗费用会成为很大的负担。

在所有神经症病例中，某种人格再教育和再生成是很有必要的，因为我们处理的不良发展通常可以追溯到个体的童年。因此，现代方法还必须考虑人文科学的哲学和教育学观点，单纯的医学教育显得日益捉襟见肘。不管怎样，这种活动都应该以全面的精神病学知识为前提。不过，要想充分处理梦境，你还需要增加足够多的象征符号知识。为此，你必须学习原始心理学、比较神话学和宗教学。

令心理治疗师非常吃惊的是，他的工作目标没有随着知识和经验的积累而变得更加简单，反而在范围和复杂度上出现了明显增长。在模糊的未来，新的实用心理学轮廓已经成形，它将接纳医生、教育者和所有关心人类灵魂的人所具有的思想。在此之前，心理治疗仍然是医生的工作，希望医学教师不会继续长期忽视患者对医生的这种请求。受过教育的大众知道心理治疗的存在。聪明的医生通过自己的实践知道，心理影响是非常重要的。所以，在瑞士，已经有许多医生支持心理治疗权利，通过自我牺牲和奉献进行心理治疗实践，尽管他们的工作常常受到恶意而笨拙的嘲笑、误解和批评。

第 二 章

心理治疗的目标

1929 年，在巴特瑙海姆第四届心理治疗全体医疗代表大会上发表。

今天，人们普遍承认，神经症是功能性心理障碍，因此最好通过心理治疗来治愈。不过，说到神经症的结构和治疗原则问题，一切共识都消失了。我们需要承认，对于神经症的性质和治疗原则，我们还没有完全令人满意的概念。的确，有两种思潮或学派非常出名，但它们并不能涵盖真实存在的众多不同观点。还有许多人不是其中某种学派的信徒，他们在整体观点冲突中持有自己的独特观点。所以，要想描绘出这种多样性的完整画面，我们需要将彩虹中的所有色度和灰度添加到调色板上。如果能力允许，我很愿意描绘这幅画面，因为我总是觉得我们需要全面审视众多不同观点。长期来看，我总是对所有观点给予应有的关注。如果某种观点没有对应于某种比较普遍的特定性情、特定性格或基本心理事实，那么它永远不会出现，更不会获得支持。如果我们将这种观点看作没有价值的错误观点直接予以排除，我们就是在将这种具体性情或具体事实看作误解并予以排除，换句话说，我们就是在粗暴对待我们自己的经验素材。弗洛伊德用性原因解释神经症，认为心理现象本质上取决于婴儿期快感和满足感，这种观点得到了广泛承认，这对心理学家应该具有启发意义。这表明，这种思考和感觉方式与比较广泛的趋势或精神潮流重合，后者独立于弗洛伊德理论，在其他地方和其他环境下以其他形式得到了其他人的感知。我称之为集体心理的表现形式。在此，我想请你留意哈夫洛克·埃利斯（Havelock Ellis）、奥古斯特·福雷尔（August Forel）和《人类生活百态》撰稿人的作品，还有后维多利亚时期盎格鲁 – 撒克逊国家对于性的态度转变，以及文学作品对于性事的广泛讨论，这种讨论始于法国现实主义者。弗洛伊德是当代心理事实的倡导者之一，这个事实本身拥有独特的历史。由于显而易见的原因，这里不能深入讨论这一主题。

　　和弗洛伊德类似，阿德勒在大西洋两岸也获

得了赞扬，这同样体现了不可否认的事实：对于许多人来说，源于自卑感的自我宣示需求是看似合理的基本解释。你也不能否认，这种观点考虑到了弗氏体系没有考虑到的心理现实。我几乎不需要详细提及支持阿氏观点、使之成为其理论倡导者的集体心理力量和社会因素。这些事情非常明显。

忽视弗氏和阿氏观点的真理成分是无法原谅的错误，但将其看作唯一真理同样是不可原谅的错误。这两种事实对应于心理现实。实际上，大体来看，一些病例可以得到一种理论的最佳描述和解释，另一些病例可以得到另一种理论的最佳描述和解释。

我无法指出这两位研究人员的任何基本错误。相反，我会尽量使用这两种假设，因为我充分认识到了它们的相对合理性。如果没有遇到迫使我做出修改的事实，我永远不会偏离弗洛伊德的道路。我和阿氏观点的关系也是如此。

根据上述发言，我几乎不需要补充下面的观点：我认为，我自己的偏离主义观点的真理同样具有相对性。我感觉我只是另一种倾向的倡导者。所以，我几乎可以像柯勒律治（Coleridge）那样宣称："我相信唯一的救赎教会，我目前是这个教会的唯一成员。"

今天，在应用心理学领域，我们必须保持谦逊，包容明显相互矛盾的观点。因为我们现在远远没有充分了解人类心理，这是最具挑战性的科学探索领域。目前，我们只有看似比较合理的观点，但是这些观点无法相互协调。

所以，如果我发表个人观点，希望你们不要误解我。我不是在宣传全新的事实，更不是在宣扬终极福音。我只能谈论对于我无法理解的心理事实的尝试性阐释，以及我克服治疗困难的努力。

我想从上面最后一点说起，因为这里隐藏着最迫切的修改需要。众所周知，你可以带着不恰当的理论前进很长时间，但你不能带着不恰当的治疗方法做到这一点。在近三十年的心理治疗实践中，我遇到了许多失败。和成功相比，失败给我留下的印象要深刻得多。从最早的原始巫师和信仰治疗师开始，任何人都可以在心理治疗领域取得成功。心理治疗师几乎无法从成功中学到知识，因为成功几乎无法使他改正错误。失败是无价的经验，因为它们不仅开启了改进真理的道路，而且迫使我们修改观点和方法。

　　我当然认识到，弗洛伊德和阿德勒先后对我的工作起到了很大的推动作用。在实践中，在治疗患者时，我尽量使用他们的观点，以便向他们致敬。不过，我必须承认，一些事实后来迫使我修改了他们的观点。如果我之前考虑到这些事实，我觉得我可以避免一些失败。

　　描述我遇到的所有情况几乎是不可能的。所以，我只能挑出几个典型案例。我在四十岁以上的中老年患者那里遇到了最大的困难。在治疗年轻人时，我通常会使用你们熟悉的弗洛伊德和阿德勒的观点，因为这些观点往往可以使患者达到某种适应水平和正常水平。这两种观点特别适用于年轻人，显然不会留下任何令人不安的后效应。根据我的经验，中老年人不会经常出现这种情况。在我看来，心理的基本事实在人生过程中经历了非常明显的改变，我们几乎可以区分人生上午的心理和人生下午的心理。通常，年轻人的人生特征是整体扩张和对具体目标的追求，他的神经症似乎主要基于他对这种必要性的犹豫和退缩。但是，中老年人的人生特征是力量的收缩、成就的肯定和对继续生长的限制。他的神经症主要来自对年轻态度的坚持，这种态度现在已经不合时宜。年轻神经症患者惧怕人生，中老年神经症患者惧怕死亡。年轻人的正常目标会成为中老年神经症患者的阻碍，正如年轻的神经症患者不敢面对世界，他最初对父母的正常依赖会发展成对生活有害的乱伦关系。自然，神经症、抵制、抑制、移情、"指导虚构"等概念对于年轻人和中老年人的含义是完全不同的，尽管它们具有表面上的相似性。显然，治疗目标应该得到修改，以满足这一事实。所以，在我看来，患者的年龄是非常重要的指征。

不过，人生年轻阶段内部也有许多指征。所以，在我看来，对于阿氏心理类型的患者使用弗氏观点是一种技术错误。阿氏心理类型是指不成功的人，拥有宣示自己的幼稚需求。反过来，对于拥有明显快乐原则心理的成功者强行使用阿氏观点也是严重的误解。当你不知所措时，患者的抗拒也许是宝贵的路标。我倾向于首先认真对待根深蒂固的抵抗，尽管这听上去可能很矛盾，因为我相信，医生不一定了解患者自己的心理构成，患者本人可能也没有意识到他的心理构成。今天，我们不仅没有普遍有效的心理学，而且有无数种性情和比较有个性的心理，它们不适用于任何方案。考虑到这一点，医生这种谦逊是非常合适的。

你知道，在这个性情问题上，根据许多人性研究人员已经猜想过的典型差异，我提出了两种不同基本态度的假说——外倾和内倾态度。这些态度，我也看作重要指征，同样看作一种特定的心理功能相对于其他功能的支配地位。

个体生活极具多样性，因此你需要持续修改理论。医生本人常常在无意中使用这些理论，尽管它们在原则上可能完全不符合他的理论信条。

在讨论性情问题时，我必须提到一点：一些人的态度本质上具有精神属性，另一些人的态度本质上具有唯物属性。你不能认为，这种态度是偶然形成的，或者仅仅来自误解。它们常常是根深蒂固的热情，任何批评和劝说都无法将其消除。有时，看似坦率的唯物主义甚至可能源于对宗教性情的否定。今天，人们很容易相信相反类型的案例，尽管它们并不比其他类型更频繁。在我看来，这也是不应该忽视的指征。

当我们使用"指征"一词时，根据医学术语的通常用法，你可能认为，它表示需要使用这种或那种处理方法。这也许是事实，但心理治疗目前还没有达到这种确定性。所以，很遗憾，我们的指征仅仅是对于片面性的警示而已。

人类心理存在巨大的模糊性。在每个病例中，我们都需要考虑，患者的态度或所谓的"习性"是否真实，是否只是对于对立面的补偿。我必须承认，在这方面，我常常受到欺骗。所以，在所有具体病例中，我会努力避免对神经症结构以及患者可以和应该做的事情做出任何理论假设。我会尽量只根据经验确定治疗目标。这看上去可能很奇怪，因为人们通常认为治疗师是有目标的。

但是，在心理治疗中，在我看来，医生不设置过于固定的目标是非常可取的。他很难深入了解患者的性格和生活意志。通常，人类生活中的重要决定与本能和其他神秘潜意识因素的关系更加密切，与意识意志和善意理性的关系没有那么密切。适合一个人的鞋子不适合另一个人，没有普遍适用的生活菜单。每个人拥有自己的生命形式——一种任何人都无法取代的非理性形式。

所有这些自然不妨碍我们尽最大努力使患者变得正常而理智。如果治疗结果令人满意，我们大概可以结束治疗。如果结果令人不满意，那么不管好坏，治疗师必须接受患者自身非理性的指导。此时，我们必须遵循自然，将其作为向导。之后，医生所做的工作与其说是治疗，不如说是发展患者身上的潜在创造性。

我想说的事情始于治疗停止、这种发展开始的时候。所以，我对心理治疗的贡献仅限于理性治疗无法得到满意结果的病例。我所处理的临床资料具有很特别的结构：新病例少之又少。大多数病例已经经过了某种形式的心理治疗，得到了部分结果或消极结果。近三分之一的患者没有患上可以得到临床定义的神经症，他们的痛苦源于生活意义和目标的缺失。我不反对将其称为我们这个时代的广义神经症。我的患者足有三分之二处于人生后半阶段。

这些奇特的病例对理性治疗方法产生了特别的抗拒。这可能是因为，我的大多数患者是社会适应能力很强的个体，常常拥有出众的能力。对他们来说，正常化毫无意义。对于所谓的正常人，我确实束手无策，因为我无法向他们提供现成的人生哲学。在我的大多数病例中，患者的意识头脑资源已经耗尽（用日常用语来说，他们"卡壳"了）。这是迫使我寻找潜在可能性的主要原因。这是因为，当患者问我"你的建议是什么？我应该怎样做？"时，我不知道怎样回答，不知道这两个问题的答案。我只知道一件事：当我的意识头脑看到前方不再有可行的道路并因此卡壳时，我的潜意识心理会对无法忍受的停滞做出反应。

这种"卡壳"心理现象在人类历史上反复出

现，因此成为许多神话和童话的主题。在童话中，阿里巴巴对着关闭的门说"芝麻开门"，某个动物也会帮助主人公寻找神秘通道。换句话说，卡壳是一种典型事件，它在历史上引发了典型的反应和补偿。所以，我们可以预料，我们熟悉的事情会以一定概率出现在潜意识的反应中，比如出现在梦境中。

在这种情况下，我会特别关注梦境。这不是因为我们必须永远求助于梦境，或者我拥有神秘的梦境理论，知道每件事情一定会以怎样的形象出现，而是因为我很困惑。我不知道去其他什么地方寻求帮助，因此试图在梦中寻找答案。梦境至少为我们提供了指向某件事情的意象，这聊胜于无。我没有关于梦境的理论，不知道梦境是如何产生的。我完全无法确定，我对梦境的处理方式是否可以称为"方法"。我和你们一样，对于释梦持有各种偏见，认为它是不确定性和随意性的典范。另一方面，我知道，如果我们对梦境进行足够漫长而充分的思考，如果我们把它带在身边，反复琢磨，我们几乎总会有所发现。这种发现当然不是值得吹嘘或合理化的科学结果，但它是重要的实用暗示，可以向患者展示潜意识的目标。实际上，我并不关心我对梦境的思考结果能否得到科学验证，能否站得住脚，否则我就是在追求隐秘的——因而也是自娱自乐的——目标。我必须完全满足于下面的事实：这些结果对患者意味着一些事情，使他的生活再次流动起来。我可以只为我的劳动成果设置一个目标：它是否有效。至于我的科学兴趣——了解其有效的原因——我只能把它留到闲暇时间了。

初始梦境的内容多种多样。初始梦境就是治疗开始时出现的梦境。许多时候，它们直接指向过去，使人想起被遗失和遗忘的事情，因为停滞和迷失常常出现在生活变得片面的时候。用心理学术语来说，这可能导致力比多的突然丧失。我们之前的所有活动变得不再有趣，甚至失去了意义，我们的目标突然不再值得追求。在一个人身上转瞬即逝的心绪在另一个人身上可能会变成长期状况。在这种情况下，发展人格的其他可能性常常隐藏在过去某个地方，这个地方是任何人都不知道的，包括患者本人。不过，梦境可以提供线索。

在其他时候，梦境指向当前的事实，比如婚姻或社会地位，意识头脑从未将其看作问题或冲突的来源。

这两种可能性都在理性范围内。我敢说，我可以毫无困难地解释这种初始梦境。真正困难的是不指向任何明确事物的梦境，这种梦境经常出现，尤其是当它们持有对未来的预期时。我不是说这种梦境一定是预言。我的意思是，它们拥有这种"侦察"的感觉。这些梦境包含了可能性的迹象，因此永远无法被外人相信。有时，就连我也不相信它们。此时，我常常对患者说："我不相信它，但是请你跟踪线索。"前面说过，唯一的标准是刺激效应，但我完全不需要理解这种效应产生的原因。

这特别适用于包含"潜意识形而上学"之类事物的梦境。我所说的"潜意识形而上学"是指神话之类的内容，它们有时特别奇怪，令人困惑。

现在，你一定会抗议：我怎么知道梦境中含

有潜意识形而上学之类的事情？在这里，我必须承认，我的确不知道。在这方面，我对梦境知之甚少，我只能看到它对患者的影响。对此，我想举一个小例子。

在某个"正常"患者的漫长初始梦境中，他外甥女的疾病扮演了重要角色。她是一个两岁的小女孩。

一段时间以前，他的外甥病死了。不过，他姐姐的其他孩子并没有得病。患病儿童在梦中的出现起初令做梦者感到困惑，这可能是因为它与事实不符。由于做梦者和姐姐没有直接亲密的联系，因此他几乎无法在这个意象中感觉到与他个人有关的东西。接着，他突然想起，两年前，他开始研究神秘学。在这个过程中，他还发现了心理学。所以，这个孩子显然代表了他对心理的兴趣——我自己永远无法想到这一点。从纯理论角度看，这个梦境意象可以代表任何事物，也可以没有任何意义。从这个角度看，某件事情或事实本身会有任何意义吗？唯一可以确定的是，一直是人在做解释，赋予意义。这是心理问题的主旨。

神秘学研究具有某种病态属性，这对做梦者来说
是一个新奇有趣的想法。不知怎地，这种想法击
中了要害。这才是重点：这种解释是有效的，不
管我们如何解释它的原因。对做梦者来说，这种
想法是隐性批评。由此，他实现了某种态度转变。
你永远无法从理性角度想到这种细微的改变，但
它使事情运转起来，使患者摆脱了停滞状态，至
少原则上如此。

　　通过这个例子，我可以从比喻意义上说，这
个梦意味着做梦者的神秘学研究存在某种病态属
性。在这个意义上，由于梦使他产生了这种想法，
因此我可以称之为"潜意识形而上学"。

　　我还要进一步指出，我不仅使患者有机会寻
找与梦境的联系，而且为自己提供了同样的机会。
此外，我为他提供了我的思想和观点。如果我在
这个过程中开启了"暗示"之门，我不会后悔。
因为众所周知，只有已经与我们暗中符合的暗示
才会影响我们。如果你偶尔迷失在这种解谜之中，
你不会受到伤害：心理迟早会拒绝错误，就像生
物体排斥异物一样。我不需要证明我对梦的解释

是正确的（反正这是一个无望的任务），但我必须
努力和患者发现对他起作用的因素——我很想称
之为事实真相。

　　所以，我需要尽量了解原始心理学、神话学、
考古学和比较宗教学，因为这些领域为我提供了
宝贵的类比，可以用来丰富患者的联想。我们可
以共同在看似不相关的事物中寻找意义，大大提
高梦境的有效性。对于在个人和理性生活领域尽
了最大努力，但是仍然没有在那里找到意义并获
得满意的外行人，进入非理性领域是极为重要的。
这样一来，习惯和常见事物也可以获得不同面貌，
甚至可以获得新的魅力，因为这完全取决于我们
看待事物的方式，而不是事物本身。在生活中，
有意义的事情再小，也是有价值的，没有意义的
事情再大，也是没有价值的。

　　我认为，我并没有低估这项工作的风险。这
就像是一个人开始搭建通往天空的桥梁一样。实
际上，嘲讽者经常宣称，在遵循这种程序时，医
生和患者仅仅是在编造幻想。

　　这种异议不是对我们的反驳。相反，它非常

贴切。我甚至会努力支持患者进行这种幻想。说实话，我觉得幻想非常重要。在我看来，它是男性头脑中母性创造性的一面。不过，我们永远不能超越幻想。的确，有许多无益、徒劳、病态、令人不满意的幻想，任何拥有常识的人都会立刻认识到其枯燥的本质。不过，错误的表现永远无法否定正常的表现。人类的一切工作源于创造性想象。那么，我们有什么权利贬低幻想呢？在正常发展过程中，幻想不会轻易迷失，因为它非常深刻，与人类和动物的主要本能有着非常密切的关系。它很奇特，最终总会得到正确的结果。想象的创造性活动使人摆脱"只是"的束缚，提升到游戏者的地位。正如席勒（Schiller）所说，只有在游戏时，人才完全是人。

我的目标是使患者实现某种心理状态，开始对他的本性进行实验——这是一种流动、变化、生长的状态，一切都不是永恒固定和无望固化的。当然，在这里，我只能勾勒这种方法的原则。如果你熟悉我的作品，你很容易想到必要的类比。我只想强调一点：你不应该认为我的程序是完全没有目标和界限的。在处理梦境和幻想时，我永远不会超越对患者有效的含义，我只会努力使他尽量充分地意识到这种含义，使他也能意识到其超个人关联。这是因为，如果某件事情刚好表示某个人，患者认为它只是他的个人属性，但它其实是非常普遍的经历，那么他的态度显然存在过度个人化的错误，这往往会使他脱离人类社会。同样的道理，我们不仅需要个人和当代意识，而且需要带有历史连续感的超个人意识。这听上去可能很抽象，但是实践经验表明，许多神经症的主要原因在于，对理性启蒙的童年热情，使人们看不到自己的宗教提示。今天的心理学家应该认识到，我们处理的不再是教条和信条，而是宗教态度本身，这种态度作为心理功能极为重要。正是因为这种宗教态度，所以历史连续感是必不可少的。

现在回到我的技术问题上来。我问自己，我的技术在多大程度上来自弗洛伊德？不管怎样，我从弗洛伊德的自由联想方法中学到了这种技术，将其看作自由联想的直接拓展。

只要我帮助患者发现梦境中的有效元素，只要我努力让他看到象征的普遍意义，他在心理上就仍然处于童年状态。他暂时依赖于他的梦境，一直在思考下一个梦境是否会给他带来新的启示。而且，他依赖于我对他梦境的看法，以及我通过知识提高他洞察力的能力。所以，他仍然处于令人不快的被动状态，一切都具有很大的不确定性和疑问，他和我都不知道旅程的终点。通常，这就像是漆黑中的摸索。在这种条件下，我们一定不能期待任何非常惊人的结果——因为不确定性太强了。而且，我们白天编织的东西在夜间散开的风险总是存在的。危险在于，没有什么是永恒的，没有什么是一成不变的。在这种情况下，患者常常拥有特别生动或奇特的梦境，并对我说，"你知道吗？如果我是画家，我会把它画下来。"或者，梦境可能涉及照片、油画、素描或插画手稿，甚至涉及电影。

此时，我想让这些线索发挥作用，因此督促患者把他们在梦境或幻想中看到的东西真正画出来。通常，对方会提出异议："我又不是画家！"

对此，我通常会回复说，现代画家也不是画家 ①，
因此所有人都可以进行现代绘画，不管怎样，它
与美无关，只与你在绘画时付出的努力有关。最
近，我在一位天才专业肖像画家的病例中深刻体
会到这一点。她需要可怜而幼稚地从头开始进行
我所说的这种绘画，就像她从未拿过画笔一样。
绘制我们眼前的事物与绘制我们在心中看到的事
物是完全不同的艺术形式。

此时，许多更加深入的患者会开始绘画。我
完全理解，每个患者都会留下深刻印象，因为这
种浅薄涉猎完全是徒劳的。不过，不要忘了，我
们说的不是需要证明自己对社会有用的人，而是
不再认为这种社会有用性具有任何意义的人，他
们已经开始考虑个体生命意义这一更加深刻危险
的问题。只有对于没有达到这一阶段的人来说，
成为群体一分子才是有意义的。对于极其厌倦成
为一分子的人来说，这当然没有意义。在社会上
低于一般适应水平的人可能会否认生命对个体的

① 现代画很抽象。——译者注

重要性，以培养大众人为目标的教育工作者一定会否认这种重要性。但是，不属于这两个类别的人迟早会遇到这个痛苦的问题。

我的患者偶尔会画出拥有艺术之美的作品，它们完全可以出现在现代"艺术"展览上。不过，从真正的艺术标准来看，我认为它们完全没有价值。实际上，你应该认为它们没有价值，否则我的患者可能会想象自己是艺术家，从而忽略这项练习的真正意义。这根本不是艺术问题，或者说它不应该是艺术问题，而是比艺术更重要的问题，即它对患者本人生命的影响。从社会角度看，个体生命的重要性可以忽略不计，但是在这里，个体生命拥有最高意义。所以，患者努力为无法表达的事物赋予形象，不管它多么粗糙和幼稚。

当患者达到某个发展阶段时，为什么我要鼓励他们用画笔、铅笔或钢笔表达自己呢？

在这里，我的主要目的仍然是生成某种效应。在上述心理童年状态下，患者一直处于被动状态。但是现在，他开始扮演主动角色。首先，他把被动看到的事物画在纸上，从而将其转变成故意行为。他不仅谈论它，而且对其采取了行动。从心理学角度看，一个人每周和医生进行两三次有趣交谈是一回事，连续几个小时用难以驾驭的画笔和颜料努力绘画则是另一回事。二者是完全不同的。前者没有明确结果，后者可以得到表面上毫无意义的画作。如果这幅画真的对他毫无意义，他就会对绘画产生极大的反感，几乎不会愿意再进行这项练习。由于他的幻想对他来说不是毫无意义的，因此他全神贯注的绘画过程只会提高它对他的影响力。而且，在意象的具体成形过程中，患者必然要持续研究它的各个部分。所以，它的影响可以充分发挥出来。这为空虚的幻想增添了一分真实性，使它获得更大的分量和驱动力。这些潦草的画作的确会产生影响。我必须承认，这种影响很难描述。例如，经过一两次绘画，某位患者发现，绘制象征性图画可以在很大程度上使他摆脱悲惨的精神状态。所以，每当遇到问题时，他都会通过这种方式寻求解脱。通过这种方式，他可以获得极为重要的收获——那是独立的开始，是迈向心理成熟的一步。患者可以通过这种方法获得具有创造性的独立性，如果这种说法合适的话。他不再依赖于他的梦境和医生的知识，相反，通过独自绘画，他塑造了自己。这是因为，他所描绘的是主动幻想，是他内心的活跃事物。这个内心活跃事物就是他自己，但它不再伪装成他之前的错误，他之前错把自己认为是我的部分当成自性。它是之前陌生的全新意义的自己，因为他的自我现在表现为在他内心运转的事物的客体。在无数绘画中，他努力捕捉这个内部动因，最终发现，它永远是未知而陌生的，是心理生命的隐性基础。

我无法描述这种发现对于患者观点和价值观的改变有多大，对于他人格重心的改变有多大。这就像是地球突然发现太阳位于地球和其他行星的轨道中心一样。

不过，我们不是一直都知道这一点吗？我本人相信，我们一直知道这一点。但是，我头脑中知道的事情可能是我内心另一个人不知道的，因为我在生活中就好像不知道这些事情一样。我的大多数患者知道更深的真相，但是没有将其体现在生活中。为什么他们没有将其体现在生活中？因为偏见使所有人在生活中以通常人们认为的"我"为中心，这种偏见来自对意识头脑的高估。

　　还没有适应社会、没有任何成就的年轻人应该尽量有效地塑造意识头脑，即培养他的意志，这是最为重要的。他不能也不应该相信，他的内心存在和意志不符的活跃事物，除非他是真正的天才。他必须感觉自己是有意志的人，完全可以贬低内心的其他一切事物，认为它们从属于他的意志，因为如果没有这种幻觉，他就无法成功适应社会。

　　处于人生后半阶段的人就不同了，他不再需要培养他的意识意志。为了理解个体生命的意义，他需要感受自己的内心存在。社会有用性不再是他的目标，尽管他不否认其可取性。他充分意识到，他的创造性活动对社会并不重要，他感觉它主要是促进个人利益的工作方式。这种活动同样日益使他摆脱病态依赖。由此，他获得了内心稳定性和对自己的全新信任。最后这些成就对患者的社会存在有益，因为和潜意识根基不稳的人相比，内心稳定而自信的人对于社会任务更加胜任。

我有意避免在演讲中提到理论。所以，许多东西必然是模糊的，没有得到解释。不过，为了让你理解患者绘制的画作，我必须至少提到一些理论观点。所有这些画作的一个共同特征是原始象征主义，它在线条和色彩上都很明显。色彩的强度通常很原始，常常存在明确无误的古代特征。这些奇特性指向了潜在创造力量的性质。它们是流过整个人类历史的非理性象征符号的溪流。它们的性质极为古老，你不难在考古学和比较宗教学中发现类似事物。所以，我们可以认为，我们的画作主要来自被我称为集体潜意识的心理区域。集体潜意识是指所有人共有的潜意识心理功能，它不仅是现代象征画作的来源，也是过去一切类似产物的来源。这些画作源于自然需要，并且满足了自然需要。回到遥远原始过往的部分心理似乎表现在这些画作中，可以与我们的陌生意识头脑和谐运转。这种合作满足并缓解了心理对后者令人不安的要求。不过，我必须补充一句：

仅仅绘画是不够的。在此基础上，我们还需要智力和情感理解。我们不仅需要将其与一般我们意识得到的头脑进行理性整合，而且需要在道德上将其同化。它们还需要得到综合解释。虽然我和个体患者在这条道路上走了许多次，但我还没有完全弄清这个过程的所有细节，无法将其发表。到目前为止，这仍然是不完整的。事实上，我们正在走向全新领域，经验的成熟是第一个必要条件。由于非常重要的原因，我不想草率地得出结论。我们在处理意识之外的心理生命过程，我们对它的观察是间接的。我们还不知道会探索到多深的程度。这似乎是一种集中过程，因为患者认为非常重要的许多画作指向这一方向。在这个集中过程中，我们通常意义上所说的自我似乎处在边缘位置。这种改变显然是心理历史成分的出现导致的。乍一看，这个过程的具体目的仍然是模糊的。我们只能评价它对意识人格的重要影响。这种改变提高了生命感觉，维持了生命溪流。由此，我们必须认为，某种奇特的目的性为它注入了生命。我们也许可以称之为新幻觉。不过，什么是"幻觉"？我们根据什么标准判断一件事情是幻觉？我们是否有权称心理感受到的某件事情是幻觉？被我们称为幻觉的事情对心理来说可能是极为重要的生命因素，像氧气对于身体一样不可缺少——这是极为重要的心理现实。心理可能并不关心我们对真实性的分类，对它来说，一切运转的事物都是真实的。心理研究人员一定不能将其与意识相混淆，否则他就会为研究对象戴上面纱。相反，要想承认它，他必须学着看到它与意识的不同。最有可能的情况是，我们所说的幻觉对于心理是非常真实的。所以，我们不能用意识真实性衡量心理真实性。传教士宣称，"可怜异教徒"的神明只是幻觉。对心理学家来说，没有比这更愚蠢的态度了。遗憾的是，我们仍然在以同样教条的方式犯错误，仿佛我们所谓的现实不是同样充满了虚幻。和我们的其他经验类似，在心理生命中，一切运转的事物都是现实，不管人类为其赋予怎样的名称。我们的工作是认识这些现实的本来面目，而不是为其赋予其他名称。对心理来说，即使把精神称为性欲，它仍然是精神。

我必须强调，这些称呼及其带来的改变从未丝毫触及上述过程的本质。它不能被意识头脑的理性概念指导，正如它不能被生命本身指导。所以，我的患者一致将象征的表现形式和解释作为更合适、更有效的路径。

在一次演讲的整体框架下，我已经比较完整地介绍了我的治疗目标和意图。这段演讲仅仅是抛砖引玉而已。如果能做到这一点，我已经很满意了。

第 三 章

实用心理治疗原则

1935 年，作为面向苏黎世医学会的演讲发表。

心理治疗是一门治疗艺术，过去五十年刚刚发展起来，且获得了一定的独立性。该领域的观点发生了各种改变和分化，它所积累的大量经验导致了各种不同解读。这是因为，人们起初认为，心理治疗是简单直接的方法。后来大家逐渐认识到，心理治疗是一种辩证过程，是两个人之间的对话和讨论。辩证法最初是古代哲学家的对话艺术，但它很快变成了专业术语，表示创造新的综合的过程。人是一个心理系统。当他影响另一个人时，他的心理系统开始与另一个心理系统相互作用。这也许是对医生和患者之间心理治疗关系的最新表述，它与最初的观点相去甚远，后者认为任何人都能以固定方式使用心理治疗方法，得到理想结果。这种视野的拓宽是人们没有意识到的，甚至是不受欢迎的，它不是来自思辨需求，而是来自现实需要。第一个现实是，你大概不得不承认，我们观察到的素材存在不同的解读可能性。所以，出现了观点完全相反的各种学派。例如，比较著名的方法有法国李厄堡－伯恩海姆（Liébeault-Bernheim）的"意志再教育"暗示治疗方法、巴宾斯基（Babinski）的"劝导"、迪布瓦的"理性心理矫形术"、弗洛伊德强调性和潜意识的精神分析、阿德勒强调权力驱动力和有意识虚构的教育方法、舒尔茨（Schultz）的自生训练。每种方法依赖于特定的心理学假设，而且得出了特定的心理学结论；它们之间的比较很困难，而且常常几乎无法实现。因此，为了简化问题，任何一种观点的支持者自然会认为，其他人的观点是错误的。然而，对于事实的客观评价显示，每种方法和理论都有一定的合理性，因为每种方法和理论不仅取得了一定的成功，而且拥有可以在很大程度上证实其特定假设的心理学数据。所以，心理治疗领域面临着和现代物理学类似的局面。例如，现代物理学有两种相互矛盾的光学理论。不过，物理学认为，这种矛盾并不是无法调和的。类似地，虽然心理学存在许多可能的观点，但这并不意味着这种矛盾是不可调和的，各种观点完全是主观的，因而完全无法简单相比。某个科学学科中的矛盾仅仅意味着其研究对象的特征目前只能通过二律背反理论来理解，比如光的波动理论和粒子理论。人的心理远比光要复杂，所以，要想圆满地描述心理的性质，我们必须引入二律背反。一个基本矛盾是，心理依赖于身体，身体依赖于心理。这种矛盾的两个方面都有明确证据，客观判断无法为其中某一方赋予更大的权重。合理矛盾的存在表明，研究对象为研究人员带来了很大困难，因此我们只能做出相对有效的陈述，至少暂时如此。也就是说，这种陈述只适用于我们研究的那种心理系统。所以，我们得到了这样的辩证表述：心理影响是两个心理系统的相互作用。由于心理系统的个性有无数种可能，因此一定也有无数种相对有效的陈述。如果个性拥有绝对独特性，并且某个个体与其他所有个体完全不同，心理学就无法成为科学，因为它将被不同主观意见无法解决的混乱淹没。不过，个性只是相对的，是人类一致性或相似性的补充。所以，我们可以做出具有一般有效性的陈述，即科学陈述。这些陈述只涉及心理系统中的一致成分，即可以比较和统计测量的成分，不涉及心理系统中的个体独特成分。所以，心理学的第二个基本矛盾是：和全体相比，个体不值一提；和个体相比，全体不值一提。我们都知道，世界上没有全体大象，只有个体大象。显然，如果没有一般意义的大象，没有恒定的象群，一只单独的大象是很难存在的。

这些逻辑思考似乎有点跑题。但只要它们来自之前的心理学经验，就能产生重要的实用结论。作为心理治疗师，当我以医学权威的身份站在患者面前，宣称对他的个性有所了解，或者可以对其做出有效陈述时，我表现出了批判性的缺失，因为我无权判断对方的整个人格。除了他与"集体人"相似的地方，我无法做出关于他的任何有效陈述。由于一切生命只能以个体形式存在，而我只能断言在自己身上发现的另一个个性，因此我持续面对着粗暴对待另一个人或者受他影响的危险。如果我想从心理上治疗另一个个体，就必

须放弃自己拥有更多知识的一切自负，放弃一切
权威和影响他人的欲望，不管这是好是坏。我必
须采取辩证程序，对我们的共同发现进行比较。
但是，只有当我允许对方充分发挥自己的能力，
不受我的假设影响时，我才能做到这一点。这样
一来，他的心理系统可以和我的心理系统相适应
并作用于我的心理系统。作为个体，我能合法向
患者提供的只有我的反应而已。

　　这些原则考量可以为心理治疗师带来很明确
的态度。在我看来，在所有个体治疗案例中，这
种态度都是绝对必要的，因为只有这种态度才是
在科学上负责的。对这种态度的任何偏离都会导
致暗示疗法，其主要原则是"和全体相比，个体
不值一提"。暗示疗法包括所有篡夺和使用其他个
体知识和解释的方法。它同样包括所有纯技术方
法，因为这些方法总是认为，所有个体都是相同
的。由于个体的确无足轻重，因此暗示方法、技
术程序以及任何形式的定理，比如基督教科学、
精神疗法、信仰疗法、补救培训、医学和宗教技
术以及其他无数学说，完全能够成功，并保证集

体人的结果。公平地说，就连政治运动也是一种大型心理治疗。战争的爆发治愈了许多人的强迫性神经症。从古代起，某些神奇地点就可以使人的神经症消失。类似地，大规模和小规模的群众运动可以对个体起到治疗效果。

这一事实在"神力"这一原始思想中得到了最简单、近乎完美的体现。神力是一种普遍的医疗或治愈力量，可以使人、动物和植物多产，为酋长和巫师带来魔力。莱曼（Lehmann）指出，神力等同于一切"特别强大"的事物，或者令人震撼的事物。所以，在原始层面上，一切令人震撼的事物都是"药物"。众所周知，一百个聪明人聚在一起会变成大傻瓜。因此，美德和天赋其实是个体的特征，而不是集体人的特征。大众总是倾向于从众心理，所以很容易随大流，而且总是倾向于暴民心理，所以拥有愚蠢的暴行和歇斯底里的情绪。集体人拥有野蛮人的特征，所以必须用技术方法治疗。实际上，用"技术纠正"方法以外的方法治疗集体人都不是好的做法。"技术纠正"方法是指得到集体认可、被认为有效的方法。在这种意义上，原则上说，古老的催眠术或更加古老的动物磁性取得的成就和在技术上无可指责的现代分析一样多。就此而言，它们和原始巫师的护身符不相上下。这完全取决于治疗师刚好相信哪种方法。发挥作用的是他的信念。如果他真的相信某种方法，他就会尽其所能，坚持不懈地认真对待患者，这种慷慨付出和奉献会产生治疗效果——其上限是集体人的心理层次。不过，这种限制是由"个体—全体"这对矛盾决定的。

这种矛盾构成了心理和哲学标准，因为无数人不仅在所有重要方面具有集体属性，而且拥有只想做集体人的奇特志向。这与当前所有教育趋势相符，这些趋势喜欢将个性和非法看作同义词。在这个层面上，一切个体事物都受到了很低的评价，并且受到抑制。在相应的神经症中，个体内容和倾向表现为心理毒药。我们知道，还有一种对个性的高估，它所依据的原则是"和个体相比，全体不值一提"。所以，从心理而非临床角度看，我们可以将心理神经症划分成两大类：一类由个性发展不足的集体人组成，一类由集体适应能力萎缩的个人主义者组成。治疗态度也存在相应差异，因为要想治愈个人主义者的神经症，你必须让他认识到自己身上的集体人，进而认识到适应集体的需要，这是显而易见的。所以，你应该将他拉低到集体真理层面上。另外，心理治疗师熟悉适应集体的人，后者拥有并做到了保证健康所需要的一切，但是并不健康。将这种人正常化、拉低到集体层面的做法是严重的错误，但是这个错误经常出现。在某些情况下，个体发展的一切可能性因此被摧毁。

就像我们在开篇论述中强调的那样，个性是绝对独一无二的、难以预测的、无法解释的。所以，在这种情况下，治疗师必须放弃一切先入之见和技巧，将自己局限在纯辩证程序中，采取回避一切方法的态度。

你会注意到，一开始，我将辩证程序表述为心理治疗发展的最新阶段。现在，我必须纠正自己，从正确视角看待这种程序：它不是对之前理论和实践的精炼，而是完全放弃了这些理论和实践，以支持最公正的态度。换句话说，治疗师不再是治疗提供者，而是个体发展过程的共同参与者。

你不能认为这些发现是凭空产生的，它们也有自己的历史。虽然我是第一个要求分析师本人接受分析的，但我们很大程度上要感谢弗洛伊德的宝贵发现：分析师也有情结，因此也有一两个盲点，表现为许多偏见。一名心理治疗师，不管他拥有怎样的人格，当他无法继续从权威的高处解释或指导患者，而被迫承认他的个人特质或特别态度阻碍了患者的康复时，他就会认识到这一点。当他对某件事情没有非常清楚的想法时，由于不愿意承认，因此他试图向患者隐瞒这一点，这显然对他非常不利。分析师自己也需要接受分析，这一点在医患的辩证关系中最为必要。在辩证程序中，治疗师作为提问者和回答者，与另一个心理系统建立联系。他不再是高高在上的智者、法官和顾问，而是共同参与者，和所谓的"患者"同样深入参与到辩证过程中。

辩证程序还有另一个来源，那就是心理象征的内容的多重意义。西尔贝雷（Silberer）区分了心理分析解释和神秘解释，我区分了分析还原解释和综合阐释解释。为说明这一点，我以婴儿对父母意象的迷恋为例，它是象征内容最丰富的来源之一。分析还原观点认为，兴趣（"力比多"）会回流到婴儿期回忆中，并且固定在那里——如果它曾经离开过的话。相反，综合或神秘观点认为，某些拥有发展潜力的人格成分处于婴儿状态，就像还在子宫里一样。这两种解释都可以得到证明。我们几乎可以说，它们本质上是相同的。不过，在实践中，进行性和退行性这两种解释存在巨大差异。在指定案例中做出正确判断绝非易事。在这方面，我们通常感到相当不确定。一些重要内容具有明确的模糊性质，这一发现使理论和技巧的随意使用受到了质疑，使辩证程序得以与更加微妙粗糙的暗示方法相提并论。

弗洛伊德为心理治疗问题增加的深度迟早会导致这样的结论：医生和患者之间的任何最终理解一定会包含医生的人格。古老的催眠师和提出暗示疗法的伯恩海姆已经充分认识到，治愈效果首先取决于"融洽"，弗洛伊德称之为"移情"；

其次取决于医生人格的说服力和穿透力。我们说过，在医患关系中，两个心理系统相互作用。所以，如果你对心理治疗过程进行更加深入的考察，你一定会得出下面的结论：归根结底，由于个性是无法忽视的事实，因此医患关系一定是辩证的。

显然，要想实现这一点，和旧有心理治疗形式相比，你需要做出巨大的视角转变。为避免误解，我要立刻指出，这种转变当然不意味着指责现有方法是错误、多余、过时的。我们对心理性质的探索越深，我们就越相信，由于人性的多样性和多维度，我们需要最具多样性的视角和方法，以满足心理倾向的多样性。所以，让缺乏常识的简单灵魂接受对其冲动的复杂分析是没有意义的，更不要说让他接触心理辩证法令人困惑的微妙之处了。同样明显的是，对于非常聪明的复杂个体，用善意的建议、暗示和其他方法使他们相信某种系统的做法是徒劳的。在这种情况下，医生的最佳做法是将所有方法和理论放在一边，相信自己的人格足够坚定，可以为患者充当路标。同时，他必须认真考虑患者的人格在智力、敏感性、广度和深度上比他更优秀的可能性。不管怎样，辩证程序的主要原则是，患者的个性拥有和医生相同的价值和存在权。所以，患者的一切发展都应该被看作有效的，除非他主动纠正自己。如果一个人只具有集体属性，你就可以通过暗示改变他，使他成为或者看似成为和之前不同的人。不过，由于他是个体，因此他只能成为现在和过去的自己。"治愈"意味着将病人转变成健康人。从这个角度看，治愈就是改变。只要治愈是可能的，只要它不需要太大的人格牺牲，我们就应该通过治疗改变病人。不过，如果患者意识到，通过改变实现的治愈意味着很大的牺牲，那么医生就应该放弃改变或治愈的想法。他要么拒绝治疗患者，要么冒险采取辩证程序。这种现象比你想象的要更加频繁。在我本人的实践中，总会遇到不少学历很高、非常聪明、个性很强的人，他们出于道德原因，强烈拒绝改变他们的任何认真尝试。在这种情况下，医生必须保留个体治愈方式的多种可能性。这样一来，治愈不会导致人格改变。我们将这种过程称为"自性化"。在这个过程中，患者成为真正的自己。最糟糕的时候，当他理解了疾病的含义时，他甚至会忍受自己的神经症。不止一位患者向我承认，他已经心怀感激地接受了神经症状，因为这些症状像晴雨表一样，总是可以告诉他，在什么时候和什么地方偏离了个人轨道，并且可以告诉他，是否对一些重要的事情处于无意识状态。

这些高度分化的新方法使我们无意中瞥见了极为复杂的心理关系，并且通过漫长的发展形成了理论基础，但它们局限于分析还原视角，个体发展的可能性因对性欲等一般原则的还原而变得模糊。这就是自性化现象学目前几乎无人触及的主要原因。所以，我现在必须探讨一些细节，因为要想让你了解自性化，我必须指出现有材料透露的潜意识工作。这是因为，在个体发展过程中，潜意识最先成为我们的关注重心。更深层的原因可能在于，神经症患者的意识态度异常片面，必须由来自潜意识的补充性或补偿性内容平衡。潜意识此时拥有特殊意义，可以纠正意识头脑的片面性。所以，我们需要观察出现在梦境中的观点和冲动，因为它们一定占据了之前被集体控制所占据的地方，比如传统观点、习惯和具有智力或道德性质的偏见。个体遵循的道路是由他特有的法则知识定义的，否则他将迷失在意识头脑的武断观点中，脱离个体本能的母体。

根据我们目前的知识，表现在活体生物结构和个体形式中的生命冲动似乎在潜意识中制造了某种过程，或者说它本身就是这种过程。在部分变成意识时，这种过程表现为赋格曲般的意象序列。拥有自然内省能力的人可以比较轻松地感受到这种自主或自我激活的序列片段，它们通常以视觉幻想的形式出现。不过，这些人常常错误地认为，他们创造了这些幻想。实际上，这些幻想是自发产生的。一些幻想片段会令人着迷，就像你无法从头脑中清除的曲调一样，又像恐惧症或"符号痉挛"一样，这是经常发生的。此时，它们的自发性质是无法否认的。与潜意识意象序列更接近的是梦境。漫长的梦境系列极为清晰地揭示了潜意识洪流的连续性。这种连续性体现在主题的重复中。这些主题可能与人、动物、事物或状况有关。所以，这种主题在漫长梦境系列中的反复出现体现了画面序列的连续性。

　　我的一位患者在延续两个月的二十六个梦中梦到了水这一主题。在第一个梦中，它表现为击打海滩的浪花。在第二个梦中，它表现为玻璃般的大海。在第三个梦中，做梦者在海岸上观看雨水落在大海上。第四个梦间接提到了航海，因为他即将去一个遥远的国家旅行。在第五个梦中，他正在前往美洲。在第六个梦中，水被倒进盆里。在第七个梦中，他在黎明时分注视着广阔的大海。在第八个梦中，他在船上。在第九个梦中，他前往遥远的蛮荒之地。在第十个梦中，他再次上了船。在第十一个梦中，他沿河而下。在第十二个梦中，他在溪边走路。在第十三个梦中，他在汽船上。在第十四个梦中，他听到一个声音，有人喊："这是通往大海的道路，我们必须前往大海！"在第十五个梦中，他在前往美洲的船上。在第十六个梦中，他仍然在船上。在第十七个梦中，他乘坐汽车前往轮船所在地。在第十八个梦中，他在船上进行天文计算。在第十九个梦中，他沿莱茵河而下。在第二十个和第二十一个梦中，他在岛上。在第二十二个梦中，他和母亲在河流上航行。在第二十三个梦中，他站在海岸上。在第二十四个梦中，他寻找沉没的宝藏。在第二十五个梦中，他的父亲告诉他，水来自哪片陆地。最后，在第二十六个梦中，他沿小河而下，这条小河汇入更大的河流。

这个例子说明了潜意识主题的连续性，也说明了如何从统计角度评估主题。通过多次比较，你可以弄清水的主题指的到底是什么，根据一些类似的梦境系列对主题做出解释。例如，大海总是代表孕育所有心理生命的聚集地点，即集体潜意识。运动的水表示生命溪流或能量潜能之类的事物。位于一切主题背后的思想是具有原型性质的视觉表现形式，即原始意象的象征性表达，用于积累和分化人类头脑。这些原始意象很难定义，你甚至可以用朦胧来形容它们。束缚性的智力公式会压缩它们的自然幅度。它们不是科学概念，后者必然是清晰明确的。它们是原始头脑的共同感知，从不表示任何特定内容，但是拥有大量关联。列维－布留尔（Lévy-Bruhl）称之为"集体表象"，休伯特（Hubert）和莫斯（Mauss）称之为想象的先验范畴。

在更长的梦境系列中，主题频繁改变地点。例如，在上述梦境之后，水的主题逐渐退去，让位于"未知女人"的新主题。一般而言，关于女人的梦境会指向做梦者认识的女人。不过，一些梦境中出现的女性人物不是做梦者认识的人，梦境明确将其看作陌生人。这个主题拥有有趣的现象，我想用延续三个月的梦境系列进行说明。在这个系列中，女人主题出现了至少五十一次。起初，它表现为一群模糊的女性形象。接着，有了坐在台阶上的模糊女性形象。接着，她以戴面纱的形象出现。当她脱下面纱时，她的脸像太阳一样发光。接着，她变成了站在球上、背对做梦者的裸体形象。之后，她再次消失，变成了一群跳舞的仙女，然后变成一群感染梅毒的妓女。没过多久，这个陌生人出现在球上，做梦者给了她一些钱。接着，她再次变成梅毒患者。之后，陌生人与所谓的"双重主题"联系起来，后者经常出现在梦中。在这个系列里，一个野蛮女人，也许是个马来人，具有双重属性。她需要被俘虏，但她也是站在球上的裸体金发女人，或者戴红帽的年轻女孩、保姆或老妇人。她很危险，是抢劫团伙成员，不完全是人类，类似于抽象概念。她是向导，带着做梦者登上高山。她又像鸟儿一样，也许是大鹳或鹈鹕。她是人类捕捉者。她通常拥有金发，是理发师的女儿，但是拥有深色头发的印度姐妹。作为金发向导，她告诉做梦者，他妹妹的部分灵魂属于她。她给他写情书，但她却是另一个人的妻子。她不和别人说话，别人也不和她说话。她时而拥有黑发，时而拥有白发。她拥有做梦者不知道的特殊幻想。她也许是他父亲的秘密妻子，但却不是他的母亲。她和他坐飞机旅行，但飞机失事了。她是一个声音，随后变成女人。她告诉他，她是一块陶器碎片，这可能意味着她是部分灵魂。她有一个兄弟在莫斯科服刑。作为黑暗人物，她是愚蠢的女仆，需要得到监视。她常常一分为二，作为两个女人和他登山。一次，金发向导在幻象中走向他。她给他带来了面包，她拥有许多宗教思想，知道他应该走的道路，在教堂里遇到他，充当他的精神向导。她似乎是从黑暗的箱子里跳出来的，可以从狗变成女人。一次，她以类人猿的形象出现。做梦者在梦中为她绘制肖像，但他画出来的却是包含三位一体的抽象表意符号。三位一体是另一个经常出现的主题。

所以，这个未知女人拥有极为矛盾的性格，无法被解读成任何正常女人。她代表某个绝妙的存在，代表某种仙女。实际上，仙女拥有最为多样的性格。有邪恶的仙女，也有善良的仙女。她们既可以变成动物，也可以隐身。她们没有明确的年龄，时而年轻，时而年老，具有精灵属性，拥有部分灵魂，迷人而危险，拥有渊博的知识。我们几乎可以肯定，这个主题与神话中的类似思想是相同的。在神话中，这个精灵般的生物具有各种表现形式——仙女、山精、气精、水精、水妖、树神、女妖、拉弥亚、吸血鬼、女巫等等。实际上，和梦境类似，所有神话和寓言都是潜意识的衍生物。这个主题经常取代水的主题。水代表整个潜意识。类似地，未知女性形象是潜意识的人格化，我称之为"阿尼玛"。这个形象只出现在男人的梦中。只有当潜意识开始揭示自身的问题时，她才会清晰地显现出来。男人的潜意识拥有女性特征，女人的潜意识拥有男性特征。所以，男人潜意识的人格化是我们刚刚描述的那种女性生物。

如果我不把材料简化成只适用于集体人的概述，我就不能在一次演讲中描述出现在个体化过程中的所有主题。这样的主题有很多，在神话中随处可见。所以，我们只能说，个体的心理发展产生了与古代寓言世界非常相似的事物，个体路径就像对于人类史前的回归一样。所以，患者出现了非常出人意料的状况，似乎应该接受治疗。实际上，我们可以在精神病患者身上观察到类似现象，尤其是偏执形式的精神分裂症，这种疾病常常充满神话意象。我们会立刻担心自己正在处理某种通往混乱或病态幻想世界的不良发展。这种发展对于还没有建立社会人格的人是危险的。而且，任何心理治疗干预都可能偶尔引发潜在精神病，使之充分展现出来。所以，涉足心理治疗就像玩火一样，业余爱好者应该对此特别谨慎。心理的神话层面得到挖掘时特别危险，因为这些内容对患者具有可怕的吸引力，这也可以解释神话思想对人类的巨大影响。

这些力量似乎是患者为了康复而动员起来的。拥有奇特象征的神话思想显然深入了人类心理中，触及了理智、意志和善意从未触及的历史基础。因为这些思想来自相同的心理深处，其表达可以引发内心共鸣，尽管我们的理智可能无法理解。所以，看似令人不安的退行过程其实是以退为进，是力量的聚集和整合，它将发展出新秩序。

这个层次的神经症是纯精神形式的痛苦，无法通过普通理性方法解决。所以，当其他所有方法失效时，许多心理治疗师会求助于某种既有宗教或信条。我并不想取笑这种努力。相反，我必须强调，它们基于极为合理的本能，因为我们的宗教包含了现在仍然拥有生命力的神话时代的遗迹。就连政治信条偶尔也会转向神话，德国基督教和德国信仰运动就是明确的证据。除了基督教及其救赎符号，包括原始魔法仪式在内的其他所有宗教也都是心理治疗形式，用于治疗和治愈灵魂痛苦，以及灵魂导致的身体痛苦。我不想说有多少现代医学仍然是暗示疗法。委婉地说，实用治疗学对于心理因素的考虑绝不是坏事。在这方面，医学史很能说明问题。

所以，当某些医生求助于某种宗教的神话思想时，这种做法可以得到历史的支持。不过，他们只能对仍然留有神话遗迹的患者这样做。对于这些患者，医生会首先尝试某种理性疗法，直到不得不使用神话思想为止。在治疗虔诚的天主教徒时，我总是把他们送到教会的忏悔室，让他们接受赦免。对于新教徒，事情要困难得多，因为他们不接受忏悔和赦免。不过，更加现代的新教拥有牛津团契运动这一安全阀，它规定了作为替代的世俗忏悔，并用团体经历取代赦免。我的一些病人在我的充分支持下加入了这项运动，另一些病人成了天主教徒，至少成了比之前更好的天主教徒。在所有这些情形中，我没有使用辩证程序，因为我不需要推动超出患者需要的个体发展。如果他能在现有信条框架下——包括政治信条——找到人生意义及其不安和分裂的治疗方法，对于医生来说，这就够了。毕竟，医生的主要关注点是病人，而不是康复的人。

许多患者完全没有宗教信仰，或者拥有非常另类的信仰。原则上，这些人无法接受任何信仰。一切理性疗法都对他们没有作用，尽管他们的疾病看上去很容易治愈。此时，你别无选择，只能对患者身上留存的神话材料进行辩证发展，不考虑历史和传统。正是在这里，我们遇到了神话梦境，其标志性的意象序列为医生带来了意料之外的全新任务。他所接受的职业教育完全没有提供此时需要的那种知识。这是因为，人类心理既不是精神病问题，也不是生理问题。它并不是生物学问题，而是心理问题。它是单独的领域，拥有独特的法则。如果你根据其他科学的原则推导它的性质，你就是在粗暴对待心理特质。你不能将它等同于大脑、激素或任何已知本能。不管好坏，你必须将它看作独特现象。心理现象不只包含自然科学的可测事实，还包含头脑的问题，而头脑是一切科学之父。当心理治疗师被迫潜入公认观点层次以下进行探索时，他会敏锐地意识到这一点。人们常常提出异议，称前人做过心理治疗，认为不需要研究所有这些复杂问题。我承认，希波克拉底（Hippocrates）、盖伦（Galen）和帕拉采尔苏斯（Paracelsus）是优秀的医生，但我觉得现代医学不应该因此而放弃血清疗法和放射医学①。当然，人们很难理解心理治疗的复杂问题，尤其是对于外行人而言。不过，只要想一想为什么生活中的某些局面和经历会导致疾病，你就会发现，人类的观点常常具有决定性作用。所以，某些事情看上去危险、难以应对或有害，只是因为一些观点使它们看上去如此。例如，许多人将财富看作至高的快乐，将贫穷看作人类最大的诅咒。实际上，财富永远不会为任何人带来至高的快乐，贫穷也不是忧郁的理由。然而，我们拥有这些观点，它们根植于某些先入为主的头脑观念中，比如时代精神，或者某些宗教或反宗教观点。这些宗教或反宗教观点在道德冲突中扮演

①　古代没有血清疗法和放射医学。——译者注

着重要角色。当对患者心理状况的分析侵入他先入为主的头脑观念领域时，我们立刻进入一般思想领域。几十个普通人从不批评他们头脑中的先入之见——这是显然的，因为他们没有意识到这些先入之见——并不能证明这些先入之见适用于所有人，或者是所有人都没有意识到的，正如它不能证明这些先入之见不会成为最严重道德冲突的来源。相反，在我们的革命性变革时代，一般性的遗传偏见以及精神和道德迷失常常是各种心理平衡失调的深层原因。对于这些患者，除了个体发展的可能性，医生没有任何办法。为了他们，为了恰当处理他们心理内容的象征意义，专家不得不将自己的知识拓展到人文科学领域。

如果读者觉得专业疗法只需要广博的知识，那我就犯下了疏忽的罪过，因为医生人格的道德区分同样重要。外科和产科医生早已知道，只清洗患者是不够的，医生也必须洗手。神经症心理治疗师总会在面对患者时治疗自己的神经症。独立于医生人格的疗法在理性技术领域是可行的，但在辩证程序中是不可想象的。在辩证程序中，医生必须摆脱匿名状态，讲述自己的故事，正如他期待患者讲述自己的故事。我不知道是积累广博的知识更困难，还是放弃职业权威和匿名性更困难。不管怎样，后一种必要性具有道德压力，它使心理治疗师这一职业不太受人羡慕。外行人常常持有这样的偏见：心理治疗是世界上最容易的事情，而且是欺骗他人或骗取钱财的"艺术"。实际上，这是棘手而危险的行当。所有医生都要面临被感染和其他职业危险。类似地，心理治疗师也面临着同样大的心理感染风险。一方面，他常常面临着被患者传染神经症的风险；另一方面，如果他过于努力地防御患者的影响，其治疗效果就会下降。斯库拉（Scylla）和卡律布狄斯（Charybdis）之间不仅隐藏着危险，而且隐藏着治愈力量。①

———————

①　斯库拉和卡律布狄斯是两只海妖，守护着墨西拿海峡的两侧。墨西拿海峡非常狭窄，两只海怪几乎封锁了整个海峡。要想逃脱斯库拉的六张血盆大口，你就会因为离卡律布狄斯太近而被卷入漩涡。要想避开卡律布狄斯制造的巨大漩涡，你就会因为距离斯库拉太近而被吃掉。奥德赛在牺牲六名船员和整艘船葬身海底之间选择了前者，结果六个同伴被斯库拉吃掉，其他人侥幸逃脱。——译者注

现代心理治疗由许多层次组成，对应着需要治疗的形形色色的患者。最简单的患者只需要合理的常识和忠告。如果幸运，你可以通过一次咨询将他们打发走。这当然不意味着看上去很简单的病例总是像看上去那么简单，你常常会发现，他们的情况要复杂得多。对于另一些患者，彻底的忏悔或"发泄"足以解决问题。对于更严重的神经症患者，你通常需要对他们的症状和状态进行还原分析。在这里，你不应该不加区分地使用这种或那种方法。根据疾病的性质，你的分析应该侧重于弗洛伊德的思路或者侧重于阿德勒的思路。圣奥古斯丁（St. Augustine）区分了两种重罪：淫欲和自负（傲慢）。前者对应于弗洛伊德的快乐原则，后者对应于阿德勒的权力驱动力，即登顶欲望。实际上，有两类拥有不同需求的人。以幼稚享乐为主要特征的人通常将不兼容的欲望和本能藏在心里，而不是表现在他们能够扮演的社会角色中。所以，他们常常很富裕，甚至成为在社会上出名的成功人士。然而，希望"登顶"的人主要是现实中的失败者，或者幻想自己正在扮演其他角色，但是这些角色并不适合他们。所以，他们常常难以适应社会，试图用虚构的权力掩饰他们的不足。当然，你可以用弗洛伊德和阿德勒的术语解释所有神经症，但在实践中，你最好事先仔细调查情况。对于受过教育的人，将不难做决定。我会建议他们阅读一点弗洛伊德的文章，再阅读一点阿德勒的文章。通常，他们很快就能弄清自己更符合哪种情况。只要你在真正的神经症领域前进，你就离不开弗洛伊德和阿德勒的观点。

不过，当事情变得单调，患者不断来找你时，当你的公正判断告诉你，你已陷入停滞时，当神话或原型内容出现时，你应该放弃分析还原方法，从神秘或综合角度处理象征，这相当于辩证程序和自性化道路。

包括分析方法在内，所有具有影响力的方法都需要尽可能多地和患者见面。我满足于每个星期最多四次咨询。在综合治疗初期，频繁咨询是有利的。接着，我逐渐减少到每星期一两个小时，因为患者必须学着自己走路。他需要试着独自理解梦境，使潜意识内容得到意识头脑的进行性表述，因为神经症的病因是意识态度和潜意识趋势的差异。这种分裂可以通过潜意识内容的同化得到弥合。所以，两次咨询之间的间隔不是没有用的。这样一来，你可以为自己和患者节省许多时间，为他节省许多费用。同时，他可以学着独立，而不是依赖医生。

患者通过潜意识内容的进行性同化完成的工作最终会促成人格的整合乃至神经分裂的消除。对于这种发展的详细描述远远超出了一次演讲的时间限制。所以，我必须到此结束。至少，我对实用心理治疗的原则进行了总体评述。

第 四 章

心理治疗的基本问题

收录于 *Dialectica*（1951 年）。

在几年前的医学教科书中，在"治疗"大标题下，在一系列疗法和药品处方后面，你会看到一个神秘的词语，叫作"心理治疗"。你对这个词语的理解笼罩在一系列晦涩的术语中。什么是心理治疗？它是催眠、暗示、劝导、宣泄、精神分析、阿氏教育、自生训练还是其他内容？这份清单足以说明，"心理治疗"一词包含了各种模糊的观点、看法、理论和方法。

当无人居住的新大陆被人发现时，这里没有路标，没有地名，没有公路，每个来到这里的先驱回去以后对于新大陆的描述都是不同的。当医学人士首次探索名为"心理"的新大陆时，似乎发生了同样的事情。首批探险家之一是帕拉采尔苏斯，他为我们带来了比较容易理解的报告。他那神秘的知识有时并不缺乏预见性，但他使用的语言具有十六世纪色彩，充斥着鬼神学和炼金术

思想，以及帕拉采尔苏斯发明的术语，其绚丽的
生机弥补了作者隐秘的自卑感。帕拉采尔苏斯受
到了许多诽谤和不无道理的误解，因此他既自卑
又自信。十七世纪真正开始的科学时代赶走了帕
拉采尔苏斯医学智慧的精华和糟粕。直到两个世
纪后，完全不同的新式经验主义才伴随着麦斯
麦（Mesmer）的动物磁性理论出现，它部分来自
我们今天应该归结为暗示的实践经验，部分来自
古老的炼金术学问。循着这些方向，浪漫主义时
代的医生将注意力转向梦游症，为癔症的临床发
现奠定了基础。不过，直到近一个世纪后，沙可
（Charcot）及其学派才开始巩固这一领域的思想。
我们需要感谢皮埃尔·让内（Pierre Janet），他
为癔症症状提供了更深刻、更准确的知识，还有
两位法国医生李厄堡和伯恩海姆，以及后来的瑞
士医生奥古斯特·福雷尔，他们系统性地研究和
描述了暗示现象。随着布鲁尔和弗洛伊德对心因
症状情感起源的发现，我们对其原因的了解朝着
心理学领域迈出了决定性的一步。被意识丢失的
情感基调记忆意象是癔症症状的根源，这一事实

直接导致了心理现象潜意识层次的推测。当时的学术心理学倾向于认为，潜意识层次具有"身体属性"。事实证明，这个层次具有心理属性，因为它的表现和其他被意识抛弃，因而不再与自我存在联系的心理功能完全相同。让内和弗洛伊德几乎在同一时间分别指出，这适用于所有癔症症状。让内认为，意识撤退的原因一定是某种具体的虚弱性。弗洛伊德指出，导致症状的记忆意象拥有令人不快的情感基调特征。所以，它们从意识中的消失很容易用抑制来解释。因此，弗洛伊德认为，致病内容与意识头脑的倾向"不兼容"。支持这一假设的事实是，被抑制的记忆常常会引发道德审查，而这正是源于它们的创伤性质或在道德上令人厌恶的性质。

弗洛伊德将抑制理论拓展到整个神经症领域，在实践中取得了巨大成功。他进而用这种理论解释整个文化，于是，他进入普通心理学领域，这一领域曾长期被交给哲学教师处理。除了少数专业术语和方法论观点，医生实践的心理学在此之前并不能从哲学家那里借鉴太多东西。所以，在起步阶段遭遇潜意识心理的医疗心理学进入了真空地带。除了少数值得赞扬的例外，潜意识概念受到了学术心理学的诅咒，只有意识现象可以成为心理学研究对象。所以，当时流行的医疗方法和普通心理学的冲突非常激烈。另一方面，弗洛伊德的发现对于医生的纯身体观点构成了同样巨大的挑战和障碍。所以，它们过去五十年持续存在。来自美洲的身心医学趋势为这幅画面带来了更新的色调。即便如此，普通心理学仍然无法从潜意识事实中得出必要结论。

对于新领地的任何探索总是伴随着某些危险，因为先驱在所有行动中都需要依赖他刚好带在身上的装备。在这里，这个装备就是他的身体医学培训、整体教育和世界观，它们主要基于主观假设，部分是性情假设，部分是社会假设。他的医学假设使他可以正确估计需要处理的材料的身体和生物学特征；他所接受的一般教育使他可以对于抑制因素的性质形成粗略概念；最后，他的世界观可以帮助他将专业知识放在更广阔的基础上，使之适应更大的整体。不过，当科学研究进入之前没有被发现，因此无人知晓的领域时，先驱必须时刻记住，在另一个地点带着其他装备登上新大陆的探险家完全可能描绘出另一幅画面。

弗洛伊德就是如此，他的学生阿尔弗雷德·阿德勒提出的观点以完全不同的方式看待神经症。主导画面的不再是性冲动或者快乐原则，而是权力冲动（自信，"男性抗议"，"登顶意志"）。我在某个具体案例①中指出，这两种理论可以成功应用于同一个病例。此外，这两种冲动可以使天平保持平衡，而且通常互为基础，这是众所周知的心理学事实。阿德勒和弗洛伊德一样片面，二者都承认，神经症和患者自身可以从阴暗面，用他的道德卑劣来解释。

所有这些指向了个人倾向的存在，这一主观偏见从未受到批评。两个人严格坚持自己的立场，这种表现总是意味着他们在补偿私下里自己的不确定性和内心的怀疑。如果带着一点怀疑精神来看，两位研究者描述的事实是足够正确的。不过，

① 《自我与潜意识的关系》，第二章和第三章。

你可以用两种方式解释它们，因此二者都有一定错误，或者说它们是互补的。这件事的教训是，在实践中，你最好同时考虑这两种观点。

医疗心理学这个最初的困境很可能来自下面的事实：医生脚下没有得到耕耘的土地，因为普通心理学没有为他们提供任何具体知识，所以，当他们寻找工具时，只能依赖于自己的主观偏见。在我看来，这可以归结为一个迫切需求：考察人类整体上对于客体（不管这个客体是什么）采用的态度类型。所以，我假定了一些类型，它们全部按照意识的主要导向而分类。我还设计了试探性的方案，它可以表述各种态度。根据这种方案，似乎至少有八种理论有存在的可能性。如果我们添加各种比较个性化的假设，可能的理论观点显然是无穷无尽的，它们都有正当理由，至少主观上如此。所以，批评任何一个理论所依赖的心理学假设就成了一种迫切需要。遗憾的是，这仍然没有得到普遍承认，否则某些人就不会如此固执盲目地为自己的观点辩护了。要想理解这种现象，你必须考虑到主观偏见的意义：它通常是仔细构造的产物，其制造过程融入了一生的经验。它是与环境碰撞的个体心理。所以，在大多数情况下，它是普遍人类经历的主观变体。因此，要想将我们的判断构造在更加普遍的基础上，我们需要仔细的自我批评和详细比较。不过，在执行这项重要任务时越是依赖意识原则，我们以此解释经历并通过过度理论化歪曲事实的危险就越大。我们的心理经验仍然很新，在范围上存在很大的局限性，因此不支持一般理论。研究者首先需要通过许多事实了解心理性质，然后才能思考普遍有效的命题。目前，我们必须遵守这样的规则：只有当心理命题的反面同样成立时，它才具有意义。

个人和理论偏见是心理判断最严重的障碍。不过，它们可以通过一点善意和洞见得到消除。弗洛伊德本人接受了我的建议：在为了治疗目的关注患者的潜意识之前，每个医生都应该接受分析。所有认识到患者需要意识到潜意识致病因素的明智心理学家都同意这种观点。实际上，如果医生在自己身上看不到某件事情，那么他根本不会在患者身上看到这件事情，或者会非常夸张地看到这件事情，这是非常明显的，得到了经验的反复证明。而且，他还会鼓励他在潜意识中赞同的事情，谴责他本人憎恨的一切事情。你有理由认为，外科医生的双手不应该有感染。类似地，你也应该特别强调，心理治疗师应该随时做好进行充分自我批评的准备。当他面对患者身上可能得到解释的无法克服的阻碍时，更需要做到这一点。他应该记住，患者是来接受治疗的，不是来验证理论的。为此，整个实用心理学领域的所有理论都会在某个时候被证明存在基本错误。特别地，"患者的抵抗在任何条件下都是没有理由的"这一观点是完全错误的。这种抵抗完全可能意味着治疗依赖的是错误的理论。

我对培训分析主题进行了比较详细的论述，因为最近再次出现了以这种方式建立医生权威，以便开启另一个权威心理治疗时代的趋势。这与有些古老的暗示方法没有什么不同，后者的不足早已变得非常明显。（这并不是说暗示疗法永远没有用武之地。）

多年来，明智的心理治疗师早已知道，任何复杂治疗都是个体辩证过程，医生作为个人需要和患者一样参与到这个过程中。在许多这样的讨论中，医生是否像他对患者期待的那样非常了解自己的心理过程是一个非常重要的问题，尤其是对于"融洽"或相互信任关系而言，这是治疗成功的最终决定因素。也就是说，患者只能作为一个人类个体，在与医生所处关系的安全感中获得自己内心的安全感。对于容易欺骗的患者，医生可以用比较好的结果建立权威。然而，对于很有批判性的患者，它很容易暴露出软弱性。所以，牧师，作为心理医生和心理学家的先驱，在很大程度上丧失了权威，至少在受过教育的公众面前如此。因此，困难的病例对于患者和医生都是名副其实的煎熬。医生应该通过接受分析尽量为此做好准备。它远非理想或绝对确定的驱除幻觉和投射的手段，但它至少表明了自我批评的需要，可以加强心理治疗师在这个方向上的才能。任何分析都无法永远驱除所有潜意识。分析师必须不断学习，而且永远不能忘记，每个新病例都会带来新问题，导致之前从未出现过的潜意识假设。我们可以不太夸张地说，足有一半涉及深入探索的治疗需要医生检查自己，因为只有当他能把自己的某件事情处理好时，才有希望把患者的这件事情处理好。如果他感觉患者在打他，甚至在挫败他，这也不是损失，因为他自己的伤痛为他赋予了治愈力量。这正是希腊神话中受伤医生的含义。①

　　我们在此关心的问题不会出现在"次要"心理治疗领域。在那里，医生可以满足于暗示、忠告或合理解释等方法。但是，对于复杂而聪明的患者，他们的神经症或近似精神病状态常常需要所谓的"主要"心理治疗，即辩证程序。要想在这方面取得成功，你必须尽量消除所有主观和理论假设。如果你根据基督教信仰治疗伊斯兰教徒，根据犹太教正统信仰治疗印度拜火教徒，用古代世界的异教哲学治疗基督徒，你一定会将危险的异物引入他的心理有机体。这种事情在实践中不

---

① 　凯伦依（Kerényi），*Asklepios*，83 页。

断出现，而且并不总是具有不良结果，不过，在我看来，这种实验的合法性极为可疑。我想，保守治疗是更加可取的。如果可能，你不应该摧毁没有表现出伤害性的任何价值观。在我看来，用唯物主义世界观取代基督教世界观是错误的，正如和坚定的唯物主义者辩论是错误的。这是传教士的工作，不是医生的工作。

许多心理治疗师和我不同，他们认为，理论问题与治疗过程没有任何关系。在他们看来，致病因素都是纯粹的个人心理问题。但是，如果我们更加仔细地考察这些因素，就会发现，它们呈现出了完全不同的画面。以性冲动为例，它在弗氏理论中扮演着极为重要的角色。和其他所有冲动类似，这种冲动不是个人习得事物，而是客观普遍前提，它和我们个人的愿望、欲望、观点和决定没有任何关系。它是与个人完全无关的力量，我们只能在主观理论判断的帮助下努力与它达成妥协。在这些判断中，只有一部分主观假设属于个人领域，其他内容都来自传统和环境影响，只有很小的一部分是通过个人有意识的选择建立的。

我本人既会受到外部和客观社会的影响，也会受到内心潜意识力量的影响，后者被我总结成"主观因素"。拥有外倾态度的人主要以社会关系为基础，内倾者主要以主观因素为基础。前者在很大程度上没有意识到他的主观确定性，认为它不重要，实际上，他惧怕它。后者对社会关系几乎不感兴趣，更愿意忽略它们，感觉它们麻烦甚至可怕。对于前者，关系世界很重要，代表了正常和理想目标。后者主要关心个人生活的内心模式和自洽性。

当我们分析人格时，我们发现，外倾者以他本人作为主体的潜意识为代价在关系世界中找到了自己的位置；内倾者意识到自己的人格时，会在社交领域犯下最严重的错误，并以最为荒谬的方式犯错。这两种非常典型的态度足以表明——除了克雷奇默（Kretschmer）描述的心理性情类型——你很难将人类及其神经症纳入单一理论的狭窄范围内。

通常，患者并不知道这些主观假设。遗憾的是，医生也不知道这些主观假设。所以，医生往往会忘记古老的谚语"一个人的肉是另一个人的毒药"，从而打开最好锁上的门，或者锁上最好打开的门。医学理论和患者很容易成为自身主观假设的牺牲品，即使这种牺牲并不严重，因为它至少是对大量病例进行比较的结果，所以拒绝任何过度个体化的变体。不过，这只在最小程度上适用于创造者的个人偏见。虽然比较工作有助于缓解它们，但它们仍然会为他的医疗活动带来一定影响，施加某些限制。所以，某种冲动和思想会起到限制作用，成为伪原则，这种原则正是研究的最终目的。在这个框架下，一切都可以得到正确的观测，并根据主观假设得到合理解释，这显然是弗洛伊德和阿德勒的情况。尽管如此，或者正因为如此，出现了完全不同的观点。实际上，从各个方面来看，它们完全是不可调和的。原因显然在于主观假设，它会同化适合它的事物，抛弃不适合它的事物。

这种发展绝不是科学史的例外，而是常态。任何指责现代医疗心理学无法就其自身理论达成一致的人完全没有想到，任何科学都无法在没有理论分歧的情况下维持有效性。这种分歧总是激励人们进行更加深入的新探索。心理学也是如此。弗洛伊德 – 阿德勒难题只能通过接受分歧原则得到解决，每个原则只是强调整个问题的某个特定方面。

从这个角度看，许多研究方向仍然有待开启。最有趣的一个也许是先验态度类型及其基本功能问题。这是罗夏测试、格式塔心理学和划分类型差异的其他各种尝试遵循的方向。另一种可能性在我看来同样重要，那就是对于选择和决定极为重要的理论因素研究。你不仅要从神经症病因角度考虑它，而且要从分析发现的评估角度考虑它。弗洛伊德本人强调作为抑制原因之一的道德"审查"功能，甚至不得不将宗教作为支持幼年希望幻想的神经症致病因素之一。此外，一些理论假设据说在"升华"中起到了决定性作用。"升华"是价值类别，据说可以帮助或阻止将潜意识分析揭示的趋势融入患者的人生计划中。这些所谓的理论因素研究具有最为重要的意义，不仅与病因学有关，更重要的是与治疗和必要的人格重构有关，弗洛伊德在后期文章中也证实了这一点，尽管他对此持消极态度。这些因素的很大一部分被他称为"超我"，它是传统有意识流传下来的所有集体信仰和价值。它们和犹太正教的《律法书》类似，构成了根深蒂固的心理系统，从属于自我，是许多冲突的原因。

弗洛伊德还发现，潜意识有时会生成只能被形容为"古老"的意象。它们经常出现在梦境和白日梦中。他也试图"从历史角度"解释和详述这些象征。例如，他曾研究列奥纳多·达·芬奇（Leonardo da Vinci）梦境中的双重母亲主题。①

现在，众所周知，组成"超我"的因素对应于列维－布留尔提出的作为原始人基本心理特征的"集体表象"。集体表象是普遍思想和价值类别，源于原始神话主题，掌管着原始人的心理和社会生活，正如一般信仰、观点和道德价值管理和塑造了我们的生活，我们是根据它们成长起来的，并且根据它们在世界上生活。它们几乎自动

---

① 弗洛伊德，《列奥纳多·达·芬奇》（标准版，卷十一）。

干预我们所有的选择和决定，参与概念的形成。所以，只要稍加思考，我们几乎总是可以说出，为什么我们会做某件事情，我们的判断和决定依据的一般假设是什么。神经症患者的错误结论和决定拥有致病效应，因为它们通常与这些假设相冲突。能够毫无摩擦地践行这些假设的人可以像原始人融入部落那样完美融入我们的社会，后者将部落教诲作为行为准则。

当个体由于某种个人性情异常（不管是什么异常）不再遵守集体思想标准时，他很可能不仅与社会相冲突，而且与自己不协调，因为超我代表他内心的另一个心理系统。在这种情况下，他会变成神经症患者，出现人格分裂。如果有必要的精神病基础，这种人格分裂可能导致人格彻底破碎，即精神分裂人格和精神分裂症。这是典型的个人神经症，它完全可以从个人主义角度得到解释，因为根据我们的经验，在治疗时，我们不需要更多程序，只需要消除当事人的错误结论和错误决定。错误态度得到纠正后，患者可以再次融入社会。他的疾病无非是某种先天或后天"弱点"的产物。对于这种患者，试图改变基本思想即"集体表象"是一个巨大的错误。这种做法只会承认患者的致病弱点，将他进一步推向与社会的冲突中。

临床观察似乎表明，精神分裂症患者分为两类：虚弱型（精神衰弱一词由此而来）和倾向于积极冲突的痉挛型。神经症患者也是如此。第一种类型的神经症可以从纯个人角度解释，因为它是一种基于个人弱点的失调。第二种类型的个体可以比较轻松地得到调整，而且可以证明他们的才能。不过，由于某种原因，他们不能或者不愿意调整自己，不理解为什么自己的独特"调整"无法使他们过上正常生活。在他们看来，这种生活是完全有可能的。他们患上神经症的原因似乎是他们拥有某种超出平均水平的事物，这种过剩没有合适的出口。所以，我们可以猜到，患者有意识或者——在大多数情况下——无意识地对于人们普遍接受的观点和思想持批判态度。弗洛伊德似乎也遇到了类似的经历，否则他几乎不可能从医疗心理学家的角度攻击宗教，因为宗教是人类基本信仰的基础。不过，从医疗经验角度看，在某种意义上，这种尝试与它自己的假设完全相符，尽管你可能对它的方式持有完全不同的观点。因为宗教不仅不是患者的敌人，而且是一种心理治愈系统，就像基督教术语"灵魂治愈"清晰表明的那样，《旧约》也体现了这一点。①

为医生带来这种问题的主要是第二类神经症。此外，许多患者没有可以得到临床辨识的神经症，但他们由于心理冲突和其他各种生活难题前来咨询医生。要想解决这些问题，你必须讨论一些基本问题。这种人常常很清楚——这是神经症患者很少或永远不知道的——他们的冲突与他们自身态度的基本问题有关，而这又与某些原则或一般思想有关，即与他们的宗教、道德或哲学信仰有关。正是由于这些病例，心理治疗需要远远超越身体医学和精神病学的限制，进入之前属于牧师和哲学家的领域。牧师和哲学家在这方面不再承担任何职责，或者公众不允许他们这样做。由此，

---

① 比如《诗篇》147: 3 和《约伯记》5: 18。

我们可以看到，心理治疗师有时被要求填补巨大的空白，宗教和哲学多么地远离现实生活。牧师受到了指责，因为人们总是提前知道他要说什么。哲学家也受到了指责，因为他从未说出具有任何现实价值的事情。奇怪的是，除了越来越少的例外，二者明显对心理学没有任何同情。

宗教因素对一个人哲学观的积极意义当然不会阻止某些观点和解释由于时代、社会条件和人类意识发展的变化而失去它们的力量并被淘汰。我们现在看到，一切宗教最终依赖的古老神话都是内心事件和经历的表达，通过仪式性的"纪念"，它们使意识头脑保持与潜意识的联系，后者像远古时那样继续发出或"产出"原始意象。这些意象充分表达了潜意识，其本能的运动可以通过这种方式毫无摩擦地转移到意识头脑中，使意识头脑永远不会失去与本能根源的联系。不过，如果其中某些意象过时，即失去与当前意识的可识别联系，我们的有意识选择和决定就会脱离本能根源，导致部分迷失，因为我们的判断会失去明确和确定的感觉，决策背后将不再有情感驱动力。将原始人与祖先生活和部落创始人相联系的集体表象也构成了通往文明人潜意识的桥梁。如果文明人是信徒，他就会将其看作神明的世界。今天，这些桥梁处于部分崩塌状态，医生无法让那些受到最严重撞击的部分抵御灾难。他知道，这主要是源于整个心理状态千百年来的转变，这种事情在人类历史上发生过不止一次。面对这种转变，个体是无力的。

医生只能旁观，努力理解自然做出的恢复和康复尝试。经验早已表明，意识和潜意识之间存在互补关系，潜意识总是试图为心理的意识部分添加缺失内容，将其补充完整，避免危险的失衡。在我们的情况中，你能想到，潜意识生成了补偿符号，用于替换破损的桥梁，但这只能在意识的积极合作下实现。换句话说，要想发挥作用，这些符号必须得到意识头脑的"理解"，它们必须得到同化和整合。不被理解的梦境只是一种现象而已，得到理解的梦境会成为鲜活的经历。

所以，我的主要任务是考察潜意识的表现

形式，以学习它的语言。然而，由于我们提到
的理论假设具有明显的历史意义，潜意识生成
的象征又来自古代心理功能模式，因此在开展
这些研究时，你必须拥有大量历史材料。其次，
你必须收集和校对同样多的基于直接观察的经
验材料。

　　深入理解潜意识产物的现实需要是足够明显
的。为此，我只会沿着弗洛伊德的道路继续前进，
但我当然会努力避免任何先入为主的形而上学观
点。我努力坚持第一手经验，将有利和不利的形
而上学信仰放在一边。我没有片刻幻想过我能站
在高于或超越心理的地方，以便从某个超越性的
"外部"阿基米德点进行判断。我充分意识到，我
深陷在心理之中，只能描述发生在我身上的经历。
当考察童话世界时，你很难摆脱这样的印象：你
在反复遇到某个人物，尽管他有着不同的伪装。
这种比较会导致民间传说研究者所说的主题研究。
研究潜意识的心理学家也一样，他们研究的心理
形象既出现在梦境、幻想、幻象和疯狂思想里，
又出现在传说、童话、神话和宗教里。某些主题

和典型形象统治着整个心理领域，我们可以将其追溯到很早的历史阶段，甚至追溯到史前。所以，我们可以将其合理地描述成"原型"①。在我看来，它们根植于人的潜意识结构中，因为我无法通过其他方式解释为什么它们在世界各地以相同形式出现，不管救赎者形象是鱼、野兔、羊羔还是人类，它都是拥有各种偶然伪装的同一个救赎者形象。根据许多这样的经历，我得出结论：人最个体的事物当然是意识，但他的阴影——我所说的阴影是指潜意识的最上层——具有很低的个体性，因为一个人与他人的区别主要在于他的美德，而不是他的消极特征。不过，潜意识最强大的主要表现形式只能被看作集体现象，它在世界各地完全相同。由于它似乎永远没有变化，因此它可能拥有神奇的统一性和自洽性，其性质目前笼罩在无法理解的黑暗中。在这里，另一个需要考虑的事实是超心理学今日的存在，其正式主题是与潜意识直接相关的表现形式。其中，最重要的是

---

　　① 原型概念是生物学"行为模式"的心理学案例。所以，它与遗传思想没有任何关系，而是与行为模式有关。

ESP[1] 现象，医疗心理学绝不应该忽视这种现象。如果说这些现象能够证明什么的话，它们证明了空间和时间的某种心理相对性，这对集体潜意识的统一性具有重要启示。不管怎样，目前只有两组事实得到了比较明确的确定：首先是个体符号和神话的相似性，其次是超感知觉现象。这些现象的解释有待研究。

---

[1] 莱恩（Rhine），《超感知觉》。

第 五 章

现代心理治疗的某些方面

1929 年，在苏黎世公共卫生
协会代表大会上得到宣读。

现代心理治疗在公共卫生代表大会上处于非常尴尬的地位。它没有国际协议，无法向立法者和公共卫生部长提供合适或可行的建议。与大型公共福利组织和机构相比，它必须扮演比较谦卑的个人慈善工作角色，尽管神经症极为常见，在侵袭文明国家健康的众多罪恶中具有举足轻重的地位。

心理治疗和现代心理学目前仍然只是个体实验，几乎没有一般适用性。它们依赖于个体医生的主动性，这些医生甚至没有得到大学的支持。不过，现代心理学问题已经引起广泛关注，这与极其有限的官方同情完全不成比例。

我必须承认，我本人认同弗洛伊德创新的过程并不轻松。我当时是年轻医生，忙于实验心理病理学，主要关注在所谓联想实验中观察到的头脑反应障碍。当时，弗洛伊德只发表了少数作品。

不过，我仍然认识到，我的结论倾向于证明弗洛伊德暗示的事实，即抑制、代替和"符号化"的事实。我也无法真诚地否认性欲在病因学甚至神经症实际结构中的真实重要性。

医疗心理学仍然处于起步阶段，但医疗行业似乎开始从心理角度考虑之前只从生理角度考虑的许多事情，包括神经症，其心理属性已经不再遭受严重质疑。所以，医疗心理学似乎正在获得承认。不过，我们可能会问，医学生在哪里学习医疗心理学呢？医生应该对患者心理有所了解，对神经、头脑和身体疾病的心理学有所了解。专家对于这些事情已经有了许多知识，尽管大学不鼓励这门学问。我能理解他们的态度，如果我是大学院系负责人，当然会对教授医疗心理学感到犹豫。

首先，不可否认的是，弗洛伊德的理论遭遇了一些根深蒂固的偏见。弗洛伊德在后来的岁月里对其理论中最糟糕的部分做了修改，但这完全是徒劳的。在公众眼中，他已被他最初的陈述打上烙印。这些陈述片面而夸张，其背后的哲学在公众之中越来越不受欢迎：这是一种彻底的唯物主义视角，它从世纪之交开始已被全面抛弃。弗洛伊德的排外视角不仅触犯了太多的理想，而且误解了人类心理的自然事实。人类心理当然拥有阴暗的一面，但外行人和理智的科学家都相信，人类心理也有善良积极的一面，它和阴暗的一面一样真实。常识无法忍受弗洛伊德将一切归结为性欲的倾向和其他道德的不兼容性。这种观点的破坏性太强了。

弗洛伊德赋予潜意识的极端重要性只得到了很少的支持，尽管这种有趣观点具有一定的合理性。你不应该过度强调潜意识，否则你就剥夺了意识头脑的实际意义，最终得到完全机械的观点。这与我们的本能不符，后者使意识头脑成为世界仲裁者。不过，意识头脑的确受到了理性主义者的高估。所以，为潜意识赋予应有的价值是健康的标志。但是，我们对潜意识的重视不能超过意识。

另一个犹豫的原因是真正医疗心理学的缺失，尽管有一个面向医生的心理学。心理学不只是为专业人士准备的，也不是某些疾病特有的。它属于整个人类，同时又有专业版本和病理学版本。它也不只具有本能或生物学属性。否则，它完全可以成为生物学教科书的一个篇章。它是非常重要的社会和文化属性。没有它，人类心理是完全无法想象的。所以，我们不能将一般或正常心理学仅仅看作本能和道德法则的冲突或其他类似不便的表达。人类自从诞生以来一直是自身律法的制定者，即使这些律法是我们恶毒祖先的发明，就像弗洛伊德认为的那样，其他人类对它的遵守和默许也是一件奇怪的事情。

弗洛伊德试图将他所说的精神分析限制在医学领域（偶尔有些不恰当地涉足其他领域），但是就连他也不得不讨论远远超越纯医学考量的基本原则。对于聪明的患者，最草率的专业治疗一定会导致基本问题，因为神经症和其他头脑冲突主要取决于患者的个人态度，而不是他的婴儿期历史。不管影响他童年的事情是什么，他仍然需要忍受这些事情。他通过某种态度做到这一点，态度非常重要。弗洛伊德强调病例的病因，认为只要患者意识到原因，神经症就可以康复。但是，仅仅意识到原因是没有用的，正如对于战争起因的详细了解无助于提升法郎价值。心理治疗的任务是纠正意识态度，不是追逐婴儿期记忆。自然，你无法做一件事而不关注另一件事，但你的主要关注点应该放在患者的态度上。这件事拥有非常现实的原因，因为几乎所有神经症患者都喜欢对过去的罪恶进行深思，沉浸在自我同情的回忆中。通常，他的神经症恰恰在于他畏缩不前，并不断地为自己的过去开脱。

你知道，我在这方面不赞成弗洛伊德。不过，我的批评还不至于否认回顾的强大力量。相反，我认为它最为重要，任何不考虑它的治疗方法都是不充分的。弗洛伊德在分析中始终遵循退行倾向，因此得到了众所周知的发现。这些发现只是表面事实，以解释为主。他拥有专门解释心理内容的方法，这一方面是因为这些内容拥有性欲特征，另一方面是因为他以特别的方式进行解释，得到了典型结论。以他对梦境的处理为例。他相信，梦是一种表象。他说，你可以把梦翻转过来，某个因素经过审查得到了清除，等等。

我认为，解释是整个事情的关键。你完全可以认为，梦不是表象，没有经过审查，潜意识以最质朴、最真实的方式出现在梦境里。梦境像尿液里的蛋白一样真实，根本不是表象。如果你这样看待梦境，你自然会得到完全不同的结论。患者的退行倾向也是如此。我说过，它不只是对于婴儿期的恢复，更是获得必要事物的真实尝试。当然，反常幼稚病例的确是存在的。不过，我们能否断定，看似乱伦渴望并被解释成乱伦渴望的事情真的只是乱伦渴望？当我们放下理论偏见，认真研究患者在父亲或母亲身上寻找的事物时，我们找到的通常不是乱伦，而是对于乱伦的真实恐惧。我们发现，患者在寻找完全不同的事物，弗洛伊德只是消极感受到了这种事物：它是普遍的童真感，安全感，保护感，爱的回报感，信任感，信仰感——它有许多名称。

这种退行倾向的目标完全没有道理吗？它不正是患者为了建立意识态度急切需要的事情吗？

我相信，在大多数情况下，乱伦和其他反常

性欲只是副产品，退行倾向的本质内容其实是我刚刚提到的事情。我不反对患者返回这种童年，也不介意他沉浸在这种回忆里。

我不是没有意识到，患者的成败全靠自己，他可能由于沉浸在婴儿期而崩溃，不过，我有意识地让他回顾这些宝贵记忆。我有意启发他的价值感，因为我需要让他变好。所以，我必须用尽一切办法实现治疗目标。

退行倾向仅仅意味着患者在童年记忆中寻找自己，他有时更好，有时更差。他的发展是片面的，这种发展丢下了重要的性格和人格，因此以失败告终。所以，他需要后退。在《心理类型》中，我试图确定这种片面发展的基本方向。有两种截然不同的主要态度，即内倾和外倾。二者都是完美的生活方式，前提是它们的合作足够合理。只有一边倒的片面性才会导致灾难。在这个非常一般的框架下，根据个体偏爱的功能，还有更加微妙的区分。例如，聪明人会以感情为代价发展出强大的智力。或者，现实主义者感受到的事实会抹掉直觉的美妙视野。所有这样的人在山穷水尽时都会回顾童年，或者渴望他们与失去的世界仍然保持接触的某种状态，或者在梦境中重现过去被他遗忘的美好回忆。

通过采取更加理想的哲学思想，你可以对事情做出不同解释，得到非常得体、值得尊重的心理学。相对而言，它和肮脏的阴暗面一样真实。当你很容易以得体而积极的方式解释事实时，我看不出不这样做的理由。对许多人来说，和将一切还原成拥有讨厌名字的原始成分相比，这样的方法要更好，更令人鼓舞。不过，和之前一样，我们一定不能片面，因为讲述一些极端而具有清洁作用的事实对于某些患者反而更好。

弗洛伊德最初的思想是，潜意识是某种容器或仓库，用于存放被压抑的内容、婴儿期愿望以及类似的事情。然而，潜意识远远不止于此，它是一切意识的基础和前提条件。它代表了整个心理的潜意识运转。它是意识之前、之中和之后的心理生命。新生儿拥有现成的、高度发展的大脑，其分化来自无数个世纪的古代生活积累。类似地，潜意识心理一定包含古代心理特有的遗传本能、功能和形式。这种集体遗产绝不是由遗传思想组成的，而是由这些思想的可能性组成的，换句话说，它是由可能功能的先验类别组成的。这种遗传可以称为本能，即最初意义的本能。不过，它没有这么简单。相反，它是由我所说的原型条件组成的非常复杂的网络。这意味着一个人的行为可能与祖先非常类似，这个祖先可以一直上溯到玛土撒拉 ①。所以，潜意识被看作极端保守的集体倾向，几乎可以保证永远不会有新事物出现。

如果这种说法完全是真实的，带来根本改变和创新的创造性幻想就不会出现。所以，这种说法一定存在部分错误，因为创造性幻想的确存在，不只是潜意识心理的特权。一般而言，它是来自潜意识领域的入侵，是某种幸运的直觉，它与意识头脑的缓慢推理不属于同一类别。所以，潜意识被看作创造性因素，甚至被看作勇敢的创新者，同时又是古代保守主义的堡垒。我承认这是一种矛盾，但它是无法避免的。它的矛盾性并不比人

---

① 挪亚的爷爷。——译者注

类自身的矛盾性更强，后者也是无法避免的。

　　我们的论述以矛盾结尾，比起所谓"积极"的片面陈述，矛盾的陈述可以更好地表达真相，这在哲学上是有道理的。不过，这里不适合进行详细的逻辑论述。

　　如果你记得我们刚才对于潜意识重要性的论述，如果你记得我们对于退行倾向的讨论，你就会发现另一个令人信服的原因，它可以解释为什么患者应该拥有这种倾向，为什么他拥有这种倾向是有道理的。只有当回顾和内省止步于毫无意义的乱伦和其他肮脏幻想或者自卑感时，它才是病理学错误。回顾和内省应该走得更远，因为这样一来，患者不仅可以发现童年渴望的真正原因，而且可以超越自己，进入集体心理领域，首先进入集体思想宝库，然后获得创造性。这样一来，他会发现他与过去、现在和未来全人类的共同身份。他可以增加微薄的个人资产，后者自身的不足已经得到了证明。这种收获可以强化他的态度，这正是集体思想一直如此重要的原因。

　　看起来，弗洛伊德似乎陷入了自己的悲观主

义中，坚持对于潜意识完全消极的个人观念。如果你认为人的生命基础只是非常个人，因而非常私人的丑闻，你就不会有任何进展。这是毫无希望的，它并不比斯特林堡的戏剧更加真实。如果揭开这个病态幻觉的面纱，你就会跳出狭隘逼仄的个人角落，进入宽阔的集体心理领域，进入健康自然的人类头脑母体，进入人类灵魂。在此基础上，我们才能建立更加可行的新态度。

第 六 章

现代心理治疗问题

收录于 *Schweizerisches Medizinisches Jahrbuch* (1929 年)。

心理治疗是用心理方法对头脑的治疗。今天，大众将其等同于"精神分析"。

"精神分析"一词已经成为日常用语的一部分。每个提到"精神分析"的人似乎都知道它的含义。不过，大多数外行人并不知道它的真正内涵。根据它的创造者弗洛伊德的意图，它只能用于表示由弗洛伊德本人开创的方法，这种方法将心理症状和情结归结为某些受压抑的冲动。由于这种程序必须要有相应观点支撑，因此精神分析的含义也包括某些理论假设，这些假设被表述成弗洛伊德明确坚持的弗氏性理论。不过，这只是弗洛伊德的定义。外行人的用法并不严格，他们用"精神分析"一词表示用科学方法探索头脑的一切现代尝试。例如，阿德勒学派只能忍气吞声地被人贴上"精神分析"的标签，尽管阿德勒的观点和方法明显与弗洛伊德相反且不可调和。所以，阿德勒将他的心理学称为"个体心理学"，而不是"精神分析"。而我更喜欢将自己的方法称为"分析心理学"，它是一种包含了精神分析、个体心理学以及"情结心理学"领域其他探索的整体概念。

由于人只有一个头脑，或者说一个心理，因此外行人可能认为，心理学只能有一个。所以，他可能认为这些区别是主观诡辩，或是心胸狭隘的人试图占据小小王位的常见做法。我完全可以提及没有包含在"分析心理学"中的其他系统，以延长"心理学"清单。实际上，有许多相互对立的方法、立场、观点和信仰，这主要是因为它们误解了对方，拒绝承认对方应有的地位。今日心理学观点的多面性和多样性令外行人震惊，当然也令他们困惑。

如果病理学教科书对于某种疾病给出了许多截然不同的疗法，我们可以认为，没有一种疗法是特别有效的。所以，当人们推荐许多不同的心理处理方法时，我们可以确信，没有一种方法可以百分之百实现目标，尤其是人们疯狂倡导的方法。当今心理学数量之多体现了心理的复杂性。我们逐渐意识到触摸心理的难度。用尼采（Nietzsche）的话说就是，心理被看作"棘手的问题"。难怪人们从不同角度解决复杂心理之谜的尝试不断增加。这自然会导致各种相互矛盾的观点和看法。

读者显然会同意，在讨论心理分析时，我们不应该局限于它的狭隘含义，而应该从整体上讨论各种当代尝试的成功和失败。我们将这些解决心理问题的尝试概括为"分析心理学"一词。

为什么人们对于作为经验数据的人类心理突然产生了兴趣？过去几千年不是这样的。我只想提出这个看似跑题的问题，不想做出回答。实际上，它并没有跑题，因为我们今天关注心理学的冲动与这个问题存在某种秘密联系。

目前被外行人看作"精神分析"的一切思想源于医疗实践。所以，其中大部分思想属于医疗心理学。医疗心理学带有医生诊疗室的明确印迹，这不仅体现在它的术语上，也体现在它的理论结构上。我们到处都可以遇到医生从自然科学和生物学照搬过来的假设。这在很大程度上导致了现代心理学与学术和人文科学的分裂，因为心理学从非理性角度解释事物，而学术和人文科学基于理智。头脑和自然的距离很难弥合。更糟糕的是，医学和心理学术语常常使我们觉得非常机械，为善意理解带来了极为沉重的负担。

考虑到这个领域现存术语的混乱，上述整体评论也许并没有跑题。现在，我想转到这篇演讲的真正任务上，考察分析心理学的成就。

由于心理学工作极具异质性，因此我们很难采取包罗万象的视角。所以，如果我试着将这些工作的目标和结果划分成某些类别或阶段，那么这种划分是完全可以更改的，因为这完全是临时分类。你可能认为，它和测绘员对地表的三角测量具有同样的随意性。不过，我还是冒昧地将我们的所有发现划分为四个阶段，即忏悔、阐释、教育和转变。现在，我将讨论这些有点奇特的词语。

对于灵魂的一切分析处理首先始于它的原型，即忏悔室。由于二者没有直接因果联系，而是来自共同的非理性心理根源，因此外行人很难立刻看出心理分析基础与宗教忏悔室之间的关系。

当人类头脑成功发明出罪恶思想时，人类立刻开始求助于心理隐藏。用分析术语来说，抑制开始了。任何被隐藏的事物都是秘密。秘密就像心理毒药一样，使拥有者远离集体。小剂量的毒药可能是宝贵的药物，甚至是个体差异化的重要前提条件。所以，即使在原始层面，人们也会感受到难以抗拒的发明秘密的需要：拥有秘密可以使他不会消失在潜意识集体生活毫无特征的溪流之中，使他的灵魂摆脱死亡的危险。众所周知，广泛存在的古老入会仪式及其神秘崇拜可以促进这种差异化本能。在早期教会，就连基督教圣餐也被看作神秘事物。和洗礼类似，圣餐仪式在隔离地点举行，只能在寓言的掩盖下得到提及。

和多人分享的秘密有益，只有自己知道的秘密有害。后者像内疚的负担一样，切断拥有者与伙伴的联系。不过，如果我们意识到我们在隐藏什么，伤害就会小得多。如果我们不知道我们在抑制什么，甚至根本不知道我们在抑制某件事情，伤害就会比较大。此时，我们不再是有意识地为隐藏的内容保密，我们甚至瞒过了自己。接着，这件事情作为独立情结从意识头脑中分离出来，在潜意识心理中以某种方式单独存在。在那里，它不会受到意识头脑的干扰和纠正。这种情结构成了独立的微型心理。经验表明，它形成了属于自己的独特幻想生命。我们所说的幻想只是自发的心理活动而已。每当清醒的意识头脑的抑制作用减弱或者像在睡觉时那样完全停止时，它就会涌现出来。在睡觉时，幻想表现为梦境。在清醒生活中，我们会继续在意识阈值以下（潜意识）做梦，尤其是当受压抑情结或其他潜意识情结对我们产生影响时。顺便说一句，潜意识内容绝不是完全由之前有意识，随后由于抑制变得无意识的情结组成的。潜意识也有自己的独特内容，它从未知深处涌上来，逐渐抵达意识。所以，我们绝不应该将潜意识心理描绘成仅仅接受意识头脑丢弃内容的容器。

　　所有潜意识内容都会影响意识头脑，它们要么从下面接近意识阈值，要么下沉到稍微低于意识阈值的地方。由于这些内容不会出现在意识里，因此它们的影响必然是间接的。我们大多数的"过失"源于这种障碍，所有神经症状也是如此。用医学术语来说，这些症状几乎总是具有心因性质，除了休克效应（炮弹休克之类）。最轻微的神经症包括上述意识过失，例如口误，突然忘记姓名和日期，导致伤害和事故的无意中的笨拙，误解和所谓的记忆幻觉，比如我们认为自己说了和做了某件事情，或者错误理解别人的话语，等等。

在所有这些情况下，彻底的研究会发现一些潜意识内容的存在，这些内容直接或间接地扭曲了意识头脑的表现。

所以，一般而言，潜意识秘密比有意识的秘密更加有害。我亲眼看到，许多患者面对的环境非常艰难，完全可能把更加脆弱的人逼上自杀道路。这些患者有时会形成自杀倾向，但他们的内在理智使之无法进入意识，因此生成了潜意识自杀情结。这种潜意识自杀冲动制造了各种危险事故，比如在某个危险地点突然眩晕，在汽车面前犹豫，把升汞当成止咳药水，突然迷上危险的杂技，等等。在这些情况下，当你使患者意识到自杀倾向时，常识会作为有益的检查干预进来，接着，患者会意识到并回避诱使他们自我毁灭的局面。

所以，所有个人秘密都有罪恶或内疚效应，不管它们从大众道德视角来看是不是错误的秘密。

另一种隐藏形式是抑制某件事情的行为。我们抑制的通常是情绪或情感。在这里，我同样必须强调，自制是健康有益的，甚至可能是美德。所以，即使在原始人之中，自制也是最早的道德艺术之一，它存在于入会仪式中，主要以禁欲自制以及坚忍承受痛苦和恐惧的形式出现。在这里，自制是在秘密协会里进行的，是与他人共享的活动。然而，如果自制只是个人事务，与宗教观点没有任何联系，它可能会变得和个人秘密一样有害。所以，众所周知，品德高尚的人情绪不好，容易发怒。受到抑制的情感也是我们隐藏的事物，我们甚至可以将其瞒过自己——男人特别擅长这种艺术，但大多数女人天生讨厌对她们的情感进行这种伤害。当情感受到抑制时，它和潜意识秘密一样具有令人孤立、不安、内疚的影响。当我们拥有其他人不知道的秘密时，自然似乎在怨恨我们。类似地，当我们抑制对其他人的情感时，自然也很生气。在这方面，自然非常厌恶真空。所以，长期来看，没有比基于情感抑制的乏味和谐更令人难以忍受的事情了。受到抑制的情绪常常具有我们希望保密的性质。不过，更多时候，患者没有值得一提的秘密，只有由于在某个重要节点受到抑制而进入潜意识的情绪。

秘密或受抑制情绪各自的主导地位可能导致不同形式的神经症。不管怎样，自由表露情绪的癔症患者通常拥有秘密，而长期神经衰弱患者存在情绪消化不良问题。

珍视秘密和抑制情绪是心理上的不端行为，自然最终会为我们带来疾病的惩罚——前提是我们私下里做这些事情。当我们和其他人共同做这些事情时，自然对此感到满意，甚至可能将其看作有用的美德。只有独自进行的克制才是不健康的。人似乎拥有不可剥夺的权利，可以观看其他人所有阴暗、不完美、愚蠢、有罪的一面——因

　　为这就是我们为了保护自己而保密的事情。在自然眼里，隐藏我们的恶劣似乎是一种罪恶，正如完全以我们恶劣的一面生活是一种罪恶。人类似乎有一种良心，如果一个人没有在某个时候出于某种原因以某种道德自豪感为代价停止保护和维护自己，转而承认自己的错误和人性，他似乎会受到良心的惩罚。在他做到这一点之前，坚不可摧的墙壁会将他与生命感隔开，使他感觉不到在人群之中。

　　这解释了真正而直接的忏悔所具有的非凡意义——古代世界所有入会仪式和神秘崇拜可能都知道这一真理。希腊神秘学有一种说法："放弃你所拥有的，你就可以接纳新事物。"

　　我们完全可以将这种说法作为心理治疗第一阶段的格言。实际上，心理分析的开始无非就是在科学上重新发现了古代真理而已。就连早期方法的名称——宣泄或净化——也是传统入会仪式的常见术语。早期宣泄方法需要在使用或不使用催眠设备的情况下，让患者接触头脑腹地，从而进入被东方瑜珈系统称为冥想或静观的状态。不过，和瑜珈不同，这里的目标是观察那些从黑暗的潜意识不可见领域中分离出来、在内在视野中像阴影一样移动的模糊形象，它们时隐时现，不管它们表现为意象还是感觉。通过这种方式，受到抑制和遗忘的事物会重新出现。这本身是一种收获，但它通常很痛苦，因为恶劣甚至没有价值的事物作为我的阴影属于我，使我有了形体。如果我有形体，我怎么会没有影子呢？要想成为完整的人，我必须拥有阴暗一面。意识到自己的阴影后，我再次想起，我和其他人没有什么不同。不管怎样，如果对于我自身全面性的重新发现一直维持保密状态，它只会恢复之前导致神经症即分裂情结的状态。隐私延长了我的孤立，伤害只得到部分修复。不过，通过忏悔，我再次进入人类的怀抱，终于卸下了道德流放的负担。宣泄方法的目标是充分忏悔——不仅用头脑在理智上承认事实，而且用心证实它们，真正释放受到抑制的情绪。

你很容易想象，这种忏悔对于灵魂的影响很大，其治疗结果常常是惊人的。不过，我不想将这个阶段心理学的主要成就仅仅看作一些患者的康复。相反，它的主要成就是它对忏悔意义的系统性强调，因为它关乎所有人。所有人都在某种程度上受到了秘密的分裂作用。不过，我们没有试图用坚实的忏悔桥梁弥合鸿沟，而是选择了观点和幻觉这种不可靠的权宜之计。

现在，我并不想发表一般格言。你很难想象比全面罪恶忏悔更令人讨厌的事情了。心理学只是确定了一个事实：在这里，我们有一个非常重要的伤疤。就像接下来的阐释阶段表明的那样，它无法直接得到解决，因为它是一个非常棘手的问题。

显然，如果宣泄是万能良药，新的心理学就会停留在忏悔阶段。然而，首先，你并不总是能够将患者带到距离潜意识足够近的地方，让他们感受阴影。相反，许多人——大部分是意识程度很高的复杂患者——坚定地扎根于意识中，任何事情都不能使他们放松。任何将意识推到一边的尝试都会受到最猛烈的抵抗。他们想在意识层面上与医生交谈，对他们的困难进行理性解释和讨论。他们说，他们已经有足够多的事情需要忏悔了，不需要为此而转向潜意识。对于这种患者，你需要处理潜意识的完整技术。

　　这个事实起初严重限制了宣泄方法的应用。其他限制随后暴露出来，直接导致了第二阶段的问题。假设在已经进行宣泄忏悔的指定病例中，神经症消失了，或者症状不再出现。此时，你可以认为患者已经康复——如果这仅仅取决于医生的话。不过，患者无法离开，尤其是女性患者。患者似乎通过忏悔和医生捆绑在了一起。如果你强行切断这种看似毫无意义的依恋，病情会严重复发。非常重要而有趣的是，有些病例不会出现这种依恋，患者离开时看上去已经康复了。然而，他此时对于自身头脑腹地产生了很大的兴趣，于是继续进行独自宣泄，这影响了他对生活的适应。他被捆绑在潜意识上，被捆绑在自己身上，而不是医生身上。显然，他遇到了与忒修斯（Theseus）及其同伴佩里托俄斯（Peirithous）相同的命运，后者去找地下的哈迪斯（Hades），以便带回阴间女神。他们在路上累了，坐下来休息一会儿，但却和岩石长在一起，站不起来了。

这些奇特而难以预料的不幸和前面提到的无法通过宣泄处理的病例同样需要阐释。这两类患者显然完全不同，但他们需要阐释的时机完全相同，这个时机就是迷恋问题出现的时候，就像弗洛伊德正确认识到的那样。这对经历过宣泄的患者来说是显而易见的，特别是当他们持续依赖医生时。同样的事情也曾作为催眠疗法的不良结果出现，尽管我们并不理解这种联系的内在机制。我们现在发现，这种联系的性质多多少少对应于父子关系。患者陷入了某种幼稚的依赖，即使通过理性思考也无法摆脱这种依赖。这种迷恋有时极为强烈——它的力量极为惊人，你会怀疑它是由正常经历以外的力量驱动的。由于这种联系是潜意识过程的结果，因此患者的意识头脑无法对其做出任何描述。这引出了如何应对这种新困难的问题。显然，我们面对的是神经症的形成，这种新症状是由治疗直接诱发的。这种情况的明确外部迹象是，父亲的"感情基调"记忆意象被转移到了医生身上。所以，不管医生是否喜欢，他都以父亲的角色出现，因此将患者转变成孩子。自然，患者的幼稚性并非因此而出现——它之前一直存在，但是受到了抑制。现在，它浮出了水面。患者找到了长期遗失的父亲，因此试图恢复童年的家庭状态。弗洛伊德将这种症状恰当地称为"移情"。你在一定程度上依赖于帮助过你的医生，这是完全正常、可以理解的现象。不正常和意外的是，这种联系的巨大韧性及其不受意识纠正的特点。

弗洛伊德解释了这种联系的性质，至少解释了它的生物学特征，由此促进了心理学知识的重要进步，这是他的杰出成就之一。今天，我们已经无可置疑地证明，这种联系是潜意识幻想导致的。这些幻想主要具有我们所说的"乱伦"性质，这似乎足以解释它们留在潜意识中的原因，因为即使在最细致的忏悔中，这种勉强得到意识的幻想也很难出现。弗洛伊德总是认为乱伦幻想受到了抑制，但后续经验表明，在许多情况下，它们一直不是意识头脑中的内容，或者只是被意识模糊地感知到。所以，它们不可能受到有意的抑制。

更有可能的情况是，乱伦幻想一直就在潜意识中，直到分析方法将其主动拉到太阳光下。这并不是说将其钓出潜意识是对自然的干预，应该受到谴责。它类似于对心理的手术，但它是绝对必要的，因为乱伦幻想是移情及其复杂症状的原因，后者作为人工产物是极为不正常的。

宣泄方法使自我找回了能够被意识到、正常应该成为意识头脑成分的内容，移情清除过程揭示了几乎无法以这种形式被意识到的内容。这是忏悔阶段和阐释阶段的主要区别。

我们之前谈到两类患者：不受宣泄影响的患者和宣泄后形成依恋的患者。我们刚刚讨论了具有移情式依恋的患者。除此以外，前面已经提到，还有一些人没有形成对医生的依恋，但是形成了对于自身潜意识的依恋，他们被这种依恋纠缠，就像被网住一样。在这里，父母意象没有转移到任何人类客体身上，而是维持幻想状态，但它拥有同样的拉力，导致了和移情相同的联系。第一类人无法毫无保留地接受宣泄，他们可以从弗氏研究的角度得到理解。在他们前来接受治疗之前，他们与父母已经存在认同关系，从中得到了使他们成功对抗宣泄的权威、独立性和批判力量。他们大多数受过教育，拥有分化人格。和其他人不同，他们没有成为父母意象潜意识活动的无助牺牲品，而是篡夺了这种活动，在潜意识中认同了父母。

面对移情现象，仅仅忏悔是没有用的。所以，弗洛伊德被迫大规模修改了布鲁尔最初的宣泄方法。他将他所实践的方法称为"解释方法"。

这种进步很合理，因为移情关系特别需要阐释。外行人很难理解这种迫切程度。但是，突然陷入无法理解的幻想网络中的医生对此看得非常清晰。他必须解释移情——向患者解释他把什么投射到了医生身上。由于患者本人不知道它是什么，因此医生必须对于从患者那里获取的幻想碎片进行分析解释。最初、最重要的幻想产物是梦境。所以，弗洛伊德开始研究梦境，以弄清他们因与现实不兼容而受到抑制的愿望。在这个过程中，他发现了我所说的乱伦内容。自然，这种研究不仅发现了严格意义上的乱伦内容，而且发现了人性所能想象的各种污秽——众所周知，即使粗略盘点这些内容也需要一生的时间。

弗氏阐释方法的结果是对于人类阴暗面前所未有的详细阐述。它是你能想象到的最有效的解药，可以对抗关于人性的一切理想主义幻想。难怪各界出现了对弗洛伊德及其学派最激烈的反对。我不会谈论根深蒂固的幻想主义者，我只想指出，在这种解释方法的反对者中，许多人对于人类的阴暗面没有任何幻想，但他们反对只从阴暗面描绘人类。毕竟，重要的不是阴影，而是投下阴影的身体。

弗洛伊德的解释方法依赖于"还原"解释，后者必然是向后和向下的。如果过度或片面使用，则具有破坏性。不过，弗洛伊德的开创工作为心理学带来了很大的利益：他使人们了解到，人性拥有黑暗面——这不限于人，还包括人们的作品、制度和信仰。就连我们最纯粹、最神圣的信仰也建立在非常深邃阴暗的基础上。毕竟，在解释房屋时，我们不仅可以从顶楼向下解释，而且可以从地下室向上解释，后者的主要优势是在遗传上更加准确，因为房屋其实是从底面开始建造的，一切事物的起源都是简单粗糙的。任何有思想的人都无法否认，萨洛蒙·雷纳克（Salomon Reinach）从原始图腾崇拜角度对《最后的晚餐》的解释很有意义，他也无法拒绝将乱伦假设应用于希腊诸神的神话。当然，从阴暗面解释光辉事物会伤害我们的敏感性，在一定程度上将其践踏在它们最初的糟糕土壤中。不过，如果单纯的阴暗解释能够摧毁这种事物，我认为它是美好事物的不完美，是人类的脆弱。弗氏解释引发的喧嚣完全来自我们自身的野蛮或幼稚的天真。我们还不理解，上层依赖于下层，"两极相通"是终极真理之一。我们的错误在于，我们认为，如果从阴暗面解释光辉事物，它们就会被毁掉。弗洛伊德本人也犯了这个遗憾的错误。阴暗从属于光明，正如邪恶从属于善良，反之亦然。所以，我不能为这种揭示对我们西方幻觉和狭隘的冲击而哀悼。相反，我要欢迎它，将它看作极为重要和必要的历史性修正。这是因为，它强迫我们接受哲学相对论，正如爱因斯坦（Einstein）为数学物理学带来了相对论。从根本上说，相对论是远东的真理，我们目前还无法预测它的终极影响。

的确，没有比理智思想更加无效的事情了。不过，当某种思想是心理事实，来自心理学和物理学这两个完全不同、显然没有历史联系的领域时，我们必须给予它最密切的关注。这是因为，这种思想代表了在逻辑和道德上无懈可击的力量，它们总是比人类及其大脑更加强大。人类认为他制造了这些思想。实际上，是这些思想制造了他，使他做了它们的代言人，而且浑然不觉。

回到依恋问题上来。现在，我想讨论阐释的影响。当依恋被追溯到阴暗的起源时，患者的立场变得不堪一击。他不可避免地看到，他的要求是多么幼稚和不恰当。他要么从暴虐权威的高位上爬下来，来到更加卑微的高度，接受非常健康的不安全感，要么意识到难以逃避的事实：向他人施加要求是幼稚的自我放纵，必须被更大的责任感取代。

有思想的人会得出自己的道德结论。凭借对自身缺陷的了解，他会投入生存斗争中，沉浸在进取工作中，体验所有力量和渴望，这些力量和渴望之前曾使他固执地坚持儿童乐园，至少是对乐园念念不忘。正常的适应、对自身缺陷的宽容以及对多愁善感和幻觉的摆脱将成为他的道德指导原则，这必然导致他远离潜意识，远离这一脆弱和诱惑的来源，即道德和社会失败之地。

此时，患者面对的问题是他作为社会一员所应受的教导。由此，我们来到了第三阶段。对于许多具有道德敏感性的人来说，仅仅洞察自身便足以驱使他们前进，但这不足以驱使缺乏道德想象力的人。对他们来说——更不要说可能被分析师的解释所震撼，但在内心深处仍然持怀疑态度的人了——缺少外部必要性激励的自我认识是无效的，即使他们对此深信不疑。还有智力分化群体，他们掌握了还原解释的真相，但是无法忍受对他们希望和理想的贬低。在这些情形中，洞察力量也是没有用的。解释方法总是假定敏感的患者能够通过洞见独自得出道德结论。阐释的确比未经解释的单纯忏悔走得更远，因为它至少锻炼了头脑，也许可以唤醒内心中休眠的力量，使之做出有益的干预。不过，在许多情况下，经过最充分的阐释，患者仍然是聪明而无能的孩子。而且，进一步的研究显示，弗洛伊德基于快感及其满足的主要解释原则是片面的，因此无法令人满意。不是所有人都能从这个角度得到解释。我们当然都有这个角度，但它并不总是最重要的。我们可以为饥饿的人提供精美的油画，但他更喜欢面包。我们可以将坠入情网的人提名为美国总统，但他更愿意拥抱恋人。平均而言，和不适应社会的人相比，能够轻易适应社会、取得社会地位的人可以更好地用快乐原则来解释。由于前者社会能力不足，因此他们渴望权力和地位。遵循父亲的脚步、在社会上获得领导地位的哥哥可能会被欲望折磨，但感觉被父亲和哥哥抑制和遮蔽的弟弟可能会受到抱负和自我宣示需求的刺激。他可能完全屈服于这种热情，以至于其他一切对他来说都不是问题，至少不是重要问题。

弗洛伊德解释系统在这一点上存在明显的缺口，他曾经的学生阿德勒在此出现了。阿德勒令人信服地证明，和快乐原则相比，权力本能可以更好地解释许多神经症。所以，他的解释目标是向患者展示，他"安排"了他的症状，利用了他的神经症，以取得虚幻的重要地位，就连他的移情和其他依恋也有助于权力意志，因此代表了对虚拟抑制的"男性抗议"。显然，阿德勒考虑的是社会失败者的心理，他们的热情之一是自我宣示。这种个体之所以出现神经症，是因为他们总是认为幻想的风车对自己造成了不公平的对待，使他们最想实现的目标变得遥不可及。

阿德勒的方法本质上是在这个阐释阶段开始的，他在上述意义上解释了症状，在这种程度上获得了患者的理解。不过，阿德勒总是不期待太多理解。他超越了这一点，清晰认识到社会教育的需要。弗洛伊德是研究者和解释者，阿德勒主要是教育者。所以，他接受了弗洛伊德馈赠给他的消极遗产，拒绝让患者维持幼稚状态。虽然患者获得了宝贵的理解，但他仍然很无助。阿德勒通过各种教育方式努力使患者成为适应社会的正常人。他显然相信，适应社会和正常化是理想的目标，是绝对必要的，是人类生活的圆满状态。

这种基本态度导致了阿氏学派广泛的社会活动，但也导致了他们对潜意识的轻视。有时，他们似乎完全否认潜意识。这可能是钟摆现象，是对弗洛伊德强调潜意识的必然反应，因此完全符合我们在追求适应和健康的患者身上看到的自然厌恶。这是因为，如果我们认为潜意识只是人性中一切邪恶阴暗事物的容器，包括原始黏液的沉淀，那么我们完全没有必要长期徘徊在我们曾经掉落的这个沼泽地的边缘。科学探索者也许可以在泥塘中看到许多奇观，但普通人最好敬而远之。早期佛教没有神明，因为它需要摆脱近两百万个神祇的遗产。类似地，心理学要想进一步发展，必须丢弃像弗洛伊德潜意识概念这种完全消极的事物。阿氏学派的教育目标正是始于弗洛伊德止步的地方，所以，他们满足了那些已经理解了自己、希望回归正常生活的患者。对他来说，仅仅知道疾病的产生原因和来源是不够的，因为仅仅理解邪恶的原因几乎无法使我们摆脱邪恶。我们也不应忘记，神经症患者所走的弯路导致了许多固执的习惯。就我们所知，在被其他习惯取代之前，这些习惯不会消失。只有练习才能让你形成习惯，而合适的教育是实现这一目的的唯一途径。必须把患者从原来的地方拉出来，拉到其他道路上，这是"教育"的真正含义。只有教育意愿才能实现这一点。所以，我们可以理解，为什么阿德勒的方法主要得到了教士和教师的支持，而弗洛伊德的方法得到了医生和知识分子的支持，后者全都是糟糕的护士和教育者。

心理学发展的每个阶段都有某种有趣的终极色彩。让人倾吐衷肠的宣泄使人觉得："我们现在到了这里，一切都说出来了，一切都为人知晓了，我已经经历了最后的恐惧，流下了最后的眼泪。现在，一切都会恢复正常。"阐释以同样的信念宣布："现在，我们知道神经症是从哪儿来的，最早的记忆已经得到了揭露，所有的根源已被挖掘出来，移情无非是恢复童年乐园或家庭浪漫的如意幻想而已。幻觉已被戳破，通往正常生活的道路已经开启。"最后是教育，它指出，任何忏悔和解释都无法使弯曲的植物变直，它必须得到园丁规范框架的训练。只有这样，你才能正常适应社会。

　　每个阶段奇特的终极色彩可以解释，为什么现在某些使用宣泄方法的人似乎从未听说过梦境解释，某些弗氏学派的人对阿德勒一无所知，某些阿氏学派的人不想对潜意识有任何了解。每个人深陷在自己阶段的奇特终极色彩之中，这导致了意见和观点的混乱，使在这些问题水域的定向变得非常困难。

　　这种为各方带来严重独裁式偏执的终极感从何而来？

　　我只能这样解释：每个阶段的确依赖于某个终极真理。所以，总会有一些病例以极为惊人的方式体现出这个特定真理。在我们这个充满幻觉的世界上，真理非常宝贵，没有人会仅仅由于少数不守规矩的所谓例外而放弃真理。任何怀疑这个真理的人都会被看作缺乏信心的堕落者。所以，他们的讨论处处体现出狂热和偏狭的色彩。

　　不过，每个人只能带着知识的火炬走一段路，将其交给下一个人。如果我们能客观地理解这些——理解我们不是真理的个人创造者，而是真理的倡导者，是时代心理需求的代言人，我们就可以省去许多怨恨和刻薄，感受到人类思想深刻而超越个人的连续性。

通常，我们不会考虑到，使用宣泄方法的医生不只是自动使用宣泄方法的抽象概念。他也是人类。他的思想可能局限于他的专业领域，但他的行动会产生完整人类个体的影响。他在无意中做了他应该做的解释和教育，但没有为其提供名分，而且没有清晰意识到这一点，正如其他人也做了他们应该做的宣泄，但是没有将其提升到原则高度。

一切生命都是活的历史。就连爬行动物也暗中活在我们里面。同样的道理，在我们前面讨论的分析心理学的三个阶段中，后面的阶段并不会吞噬和取代前两个阶段。相反，所有三个阶段是同一个问题的重要方面，它们不会像忏悔和赦免那样使彼此失效。

第四阶段即转变阶段也是如此。它也不应该自称是人们最终获得的唯一有效真理。它当然填补了前面阶段留下的空白，但它只是进一步满足了超越其他阶段的需求而已。

为了弄清第四个阶段的观点以及有些奇特的
"转变"一词的含义，我们必须首先来看前面阶段
没有考虑到哪种心理需求。换句话说，还有比成
为适应社会的正常个体更高远的目标吗？成为正
常人类大概是我们能想到的最有用、最合适的事
情。不过，和适应概念类似，"正常人类"概念意
味着局限于平均水平。只有对于难以适应日常生
活的人来说，比如对于患上神经症、不适应正常
生活的人来说，这才是理想的进步。对于失败者，
对于所有仍然位于平均适应水平以下的人来说，
"正常"是理想目标。但是，对于拥有出众能力
的人，对于始终可以轻松获得成功、完成自己
应该完成的工作份额的人，对他们来说，甘于
平庸的道德冲动意味着普洛克路斯忒斯之床，
意味着致命而无法忍受的无聊、贫瘠而无望的
地狱。所以，由于无法成为正常人而患上神经症
的人和由于无法超越平庸而患上神经症的人一样
多。对于后者，通过教育恢复正常的想法是一种
噩梦，因为他们最深切的需求其实是过上"不正

常"的生活。

人只能在他目前没有的事情上获得满足和成就，正如他永远无法满足于自己过度拥有的事物。成为适应社会的人对于在这方面毫无困难的人来说没有任何吸引力。对于知道怎样做的人来说，总是做正确的事情会变得无聊，而永远笨拙的人私下渴望在某个遥远的未来把事情做对一次。

人类的需求是多重的。使一个人获得自由的事情是另一个人的监狱。正常和适应也是如此。即使我们认为，人类是群居动物，只能在社会生活中获得最佳健康状况，我们遇到的下一个病例也可能颠覆这条生物学公理，因为这位患者只有在不正常的孤独生活中才是完全健康的。令人绝望的是，在实用心理学中，没有普遍有效的菜单和规则，只有个体病例，其需求和要求极具异质性，因此我们永远无法提前知道某个指定病例会沿哪条路径前进。所以，医生最好放弃一切先入为主的观念。这并不意味着他应该丢弃这些观念。而是说，在任意指定病例中，他应该仅仅将其当作可能提供解释的假设。这不是为了教育或说服患者，而是为了让医生知道如何对特定个体做出反应。这是因为，不管我们采取怎样的视角，医生和患者的关系仍然是客观专业治疗框架下的个人关系。治疗只能是相互影响的产物，医生和患者在其中扮演各自的角色。在治疗中，两个非理性因素相互面对。也就是说，两个人相互面对，他们不是固定而明确的量。除了比较明确的意识领域，他们还带有无限拓展的非意识领域。所以，医生和患者的人格对于治疗结果常常比医生的所说所想重要得多（尽管他的所说所想可能是不能低估的干扰或治愈因素）。这是因为，两个人格的相遇类似于两种不同化学物质的混合：如果出现化合作用，二者都会发生转变。在有效心理治疗中，医生一定会影响患者。同时，患者一定也会反过来影响医生。如果你不会受到影响，你就无法施加影响。医生不能屏蔽患者的影响，用父亲般的专业权威烟幕包裹自己，否则他就无法使用非常重要的信息处理功能。患者依然会在潜意识中影响他，为医生的潜意识带来改变。许多心理治疗师都知道这一点：这是行业特有的心理障碍甚至损伤，它生动证明了患者对医生近乎"化学性"的作用。其中，最著名的症状之一是移情引发的反移情。不过，这些效应常常比反移情微妙得多，古老的病魔思想最能传达其性质。根据这种思想，患者可以将疾病转移到健康人身上，后者可以用力量降服病魔，但降魔者的健康也会受损。

所以，医生和患者之间存在一些无法衡量的因素，它们会带来相互转变。在这个过程中，更强大、更稳定的人格会决定最后的结果。在我见过的许多病例中，虽然医生拥有各种理论和专业意图，但他还是被患者所同化——这通常对医生不利，但也有例外。

我们凭借超过二十五年的广泛实践经验清晰认识到了这些事实，它们是转变阶段的基础。弗洛伊德本人承认它们的重要性。所以，他支持我的要求，即对分析师进行分析。

这个要求是什么意思呢？它的意思是，医生和患者一样需要得到分析。医生同样是心理治疗过程的一部分，因此同样会受到转变过程的影响。

实际上，医生越是不受这种影响，他对患者的影响就越小；如果他只受到潜意识影响，他的意识领域就会出现空白，无法以真正视角看待患者。在这两种情形中，治疗结果都会受到影响。

所以，医生面对着他希望患者面对的任务——他必须适应社会，或者反过来，以恰当的方式不适应社会。根据医生的信仰，这种治疗要求当然可以有一千种不同的公式。一个医生的信仰是克服幼稚症，所以，他必须首先克服自己的幼稚症。另一个医生的信仰是发泄一切情感，所以，他必须首先发泄自己的所有情感。第三个医生的信仰是完整意识，所以，他必须首先实现对自己的意识。要想确保对患者产生合适的影响，医生必须始终努力满足自己的治疗要求。所有这些治疗指导原则带来许多道德要求，它们可以总结成一个真理：成为你所希望的影响他人的人。空谈总会被认为是空洞的。长期来看，不管使用怎样巧妙的计策，你都无法逃避这个简单的真理。在所有时代，一直在发挥作用的是信仰这一事实，而不是我们信仰的事情。

所以，分析心理学的第四阶段要求医生对自己反向使用他所相信的任何系统，而且要有医生治疗患者时的那种持续性、一致性和毅力。

考虑到心理医生为了揭露患者的所有错误思想、错误结论和幼稚借口而必须对患者保持的关注和批判性评价，他对自己做到同样的事情绝不是卑微的成就。在这方面，我们很少给予自己足够的关注，而且，没有人会为我们的内省而向我们付钱。此外，人类心理现实受到的普遍忽视仍然很严重，因此自我检查或自我关注几乎被认为是病态的。显然，我们怀疑心理拥有某种不健康的内容，因此对它的任何关注都带有病房味道。医生需要克服自己的这些抵制心理，因为如果一个人自己没有受过教育，他又怎么能教育别人呢？如果他自己处在黑暗中，他又怎么能为别人带来光明呢？如果他自己是不纯净的，他又怎么能净化别人呢？

从教育到自我教育的迈进是合理的进步，它将之前的步骤补充完整。转变阶段的要求是，要想改变患者，医生必须改变自己。你完全可以想象，这种要求非常不受欢迎，原因有三点。首先，它似乎不切实际。其次，人们对于关注自己有着令人不快的偏见。最后，做到你希望患者做到的一切有时极为痛苦。特别是最后一点，在很大程度上导致了这项要求的不得人心，因为如果医生认真为自己诊断，他很快就会在自己的本性中发现完全反对正常化的事物。或者，不管他怎样努力解释和充分发泄，这些事情都会以最令人不安的方式持续困扰他。他如何处理这些事情呢？他总是知道患者应该如何处理它们——这是他的职业责任。然而，当它们反射到他自己身上或者与他最接近的人身上时，他要怎样做呢？通过自我研究，他可能会发现一些缺点，这使他与患者更加接近，令他非常不适，甚至可能殃及他的权威。他如何处理这种痛苦的发现？这个有些"神经质"的问题可能会触及他的痛处，不管他认为自己多么正常。他还会发现，令他和患者困扰的终极问题无法通过任何疗法得到解决，期待他人提供解决方案是幼稚的，会使你保持幼稚状态，如果找不到解决方案，你必须再次压抑这个问题。

我不会继续讨论自我检查引发的许多问题。由于心理仍然有许多谜团，因此这些事情今天很少有人关注。

相反，我想再次强调，分析心理学的新发展使我们面对着人类人格中无法衡量的元素。我们已经知道，我们需要将医生本人的人格作为治愈或伤害因素推到前台，现在需要的是他自己的转变，即教育者的自我教育。所以，发生在心理学历史客观层面的一切——忏悔、阐释、教育——转到了主观层面。换句话说，患者经历的事情现在必须发生在医生身上，以免他的人格对患者产生不利反应。医生不再能够通过处理他人的困难逃避自己的困难：脓肿发作的人不适合为别人做手术。

对于人类潜意识阴暗面的重大发现迫使弗氏学派立刻面对宗教问题。类似地，这种最新进展使医生的道德态度成了无法回避的问题。与此密不可分的自我批评和自我检查要求人们以新视角看待心理，它与之前流行的单纯生物学视角完全不同，因为人类心理远远不是只与科学有关的对象。它不仅存在于患者身上，也存在于医生身上，不仅是客体，也是主体，不仅是脑功能，也是意识本身的绝对条件。

之前的医疗处理方法现在变成了自我教育方法。由此，心理学视野得到了极大扩展。重要的事情不再是医学文凭，而是人的素质。这是重要的转折，因为它使临床实践发展、精炼和系统化的所有心理治疗艺术手段为自我教育和自我完善服务。其结果是，分析心理学打破了之前将其与医生诊疗室捆绑在一起的束缚。它超越了自己，以弥补之前使西方文明在心理上低于东方文明的空缺。西方人只知道如何驯服和降服心理，对其有条理的发展和功能一无所知。我们的文明仍然很年轻，年轻的文明需要驯兽师的所有技艺，以便使我们身上的反叛和野蛮成分易于驾驭。不过，在更高的文化层面，我们必须放弃冲动，转向自我发展。为此，我们必须拥有某种途径和方法。我说过，我们之前缺少这种方法。在我看来，分析心理学的发现和经验至少可以为我们提供一个基础，因为当心理治疗将医生本人作为主题时，它立刻超越了医学起源，不再仅仅是治疗病人的方法。它现在治疗的是健康人，或者拥有心理健康道德权利的人，其疾病最多只是折磨所有人的痛苦而已。所以，可以说，分析心理学为人类的共同福祉服务——在这方面，它超越了之前每个拥有普遍真理的阶段。不过，这种说法和当今现实之间有一道鸿沟，上面没有桥梁。我们需要一点一滴地建造这座桥梁。

第 七 章

医学与心理治疗

1945 年，在苏黎世瑞士医学协会评议会科学会议上发表。

　　在面对医生群体讲话时，在弥合医学和心理治疗的病理学概念差异时，我总会遇到一定的困难。这些差异导致了许多误解。所以，在这段简短的谈话中，我最大的目标是表达一两个观点，希望以此澄清心理治疗和医学的特殊关系。在存在差异的地方，强调共同点的善意尝试显然错过了重点。不过，为了自身利益，心理治疗师在任何情况下都不应该失去他最初的医学立场，这非常重要，因为心理治疗经历的独特性质会把某种思想模式和某些关注点强加给他，后者在今天的医学领域不再拥有——或者应该说还没有——合法的一席之地。这两个因素往往会使心理治疗师进入看似远离医学的研究领域，你通常很难向非心理治疗师解释这些领域的实际意义。非心理治疗师很难从病历和极为成功的康复中获得太多知识，而这一点点知识又常常是错误的。我还没有遇到可以在简短的演讲中充分描述的体面的神经症标本，更不要说所有复杂的治疗细节了。即使在最敏锐的专业人士看来，这些细节也非常模糊。

如果你们允许，我现在要从心理治疗视角考察医疗程序的三个阶段——既往病历、诊断、治疗。在这里，我所假定的病理学素材全都是心理神经症。

根据整体医学尤其是精神病学的惯例，我们在治疗时首先考虑既往病历，也就是说，我们试图将患者的历史事实尽量完整地拼凑在一起。不过，心理治疗师不会满足于这些事实。他不仅知道一切证据的不可靠性，更重要的是，他知道患者的个人陈述存在许多错误——他们会有意或无意地强调在他们看来足够可信的事实，但是这些事实对于发病机制可能极具误导性。患者的整个环境可能会以积极或消极意义被纳入这个解释系统中，仿佛它在潜意识中与患者进行了勾结。不管怎样，你必须做好准备，不能去听最重要的事情。所以，心理治疗师会努力询问与疾病看似无关的事情。为此，他不仅需要专业知识，还需要依靠直觉和灵光一现的想法。他的问题之网铺得越大，他就越容易成功捕捉到病例的复杂本质。如果说世界上有一种由于来自人的整体而无法定位的疾病，这种疾病就是心理神经症。精神科医生至少可以用大脑疾病来安慰自己，心理治疗师却不能这样做，即使他私下里相信这个准则，因为他面对的病例要求他从心理角度充分处理与脑症状无关的障碍。相反，心理治疗师越是关注遗传因素和精神并发症的可能性，他的治疗行动就越有问题。不管怎样，他必须忽略遗传、精神分裂症状等容易令人信服的病因，尤其是当这些危险因素得到特别强调时。所以，他对既往病历的评估可能与纯医学评估完全不同。

医学界通常认为，如果可能，在检查患者之后，你应该对疾病做出诊断。随着诊断的确定，你可以对预后和治疗做出重要决定。心理治疗构成了这条规则的惊人例外：诊断与治疗关系不大，因为除了为某种神经症贴上幸运或不幸的标签，诊断无法带来任何收获，尤其是对于预后和治疗而言。在其他医学领域，在明确地诊断后，你常常可以合理确定具体治疗方法和比较明确的预后，但任何特定心理神经症的诊断最多意味着某种心理治疗形式得到了暗示，二者形成了鲜明对比。至于预后，它与诊断的关系是最小的。我们也不应该忽视另一个事实：神经症的分类非常不理想。仅仅由于这个原因，具体的诊断几乎没有任何真实意义。一般而言，诊断出与某种器质性障碍不同的"心理神经症"已经够了，这个词语的含义也仅限于此。多年来，我已经习惯于完全不考虑具体神经症的诊断。有时，当某个词语成瘾者督促我提供具体诊断时，我会不知所措。这方面需要的希腊拉丁复合词似乎很有市场，所以有时是不可缺少的。

铿锵有力的神经症诊断只是门面而已，不是心理治疗师的真正诊断。心理治疗师对某些事实的确定也许可以被称为"诊断"，但它具有心理学性质而非医学性质。它也不是用于交流的，出于慎重，考虑到随后的治疗，治疗师通常会将其保密。他确定的这些事实只是暗示治疗方向的感知而已。它们几乎无法用听上去很科学的那种拉丁术语来表示。另一方面，一些使用日常用语的表达方式可以充分描述心理治疗事实的本质。重点是，我们处理的不是临床疾病，而是心理疾病。确定一个人患上的是癔症、焦虑神经症还是恐惧症没有任何意义，正如确定一个人是父亲的儿子没有任何意义。在这里，我们已经对神经症的内容和治疗中可能遇到的困难进行了基本论述。所以，在心理治疗中，疾病的识别主要依赖于情结内容，而不是临床画面。心理诊断的目标是诊断情结、表述事实，这些事实很容易被临床画面隐藏而不是揭示。真正的毒素存在于情结中，这是一个比较自主的心理量。它不适应意识头脑的层次结构，或者可以成功抵抗意志，这说明了它的自主性质。这一事实很容易得到实验证明。所以，心理神经症和精神病从远古时起一直被看作"附体状态"，因为原始观察者感觉情结构成了不受自己意识控制的另一个控制者。

神经症的内容永远无法通过一次甚至多次检查确定。它只能在治疗过程中体现出来。这导致了一个悖论：真正的心理诊断只有在治疗结尾才会显露出来。明确的诊断是医学的理想和目标。反过来，心理治疗师对于具体诊断知道得越少越好。如果他能在诊断中合理区别器质和心理疾病，如果他知道真正的精神病是什么，它意味着什么，这已经足够了。一般而言，心理治疗师事先知道得越少，治疗效果就越好。没有比例行公事地理解一切更有害的事情了。

我们已经确定，既往病历对心理治疗师来说非常可疑，临床诊断对他来说又几乎没有意义。最后，治疗本身与医学通常接受的观点存在超乎想象的巨大差异。对于许多身体疾病，诊断可以确定具体治疗原则，你不能随意治疗特定疾病。但是，对心理神经症来说，唯一有效的原则是，你必须从心理角度进行治疗。在这方面，有许多方法、原则、处方、观点和学说。值得注意的是，任何特定治疗程序对于任何特定神经症都可能产生理想效果。所以，归根结底，人们激烈争论的各种心理治疗信条并不重要。每个了解这项工作的心理治疗师都会有意或无意地做出与自身理论不符的各种改变。他偶尔会使用他在原则上反对的暗示方法。你无法绕过弗洛伊德、阿德勒和其他人的视角。每个心理治疗师不仅拥有自己的方法——他本人就是这种方法。某位古代大师说，艺术需要完整的人。心理治疗中的重要治愈因素是医生的人格，它不是最初给定的事物，它代表了他的最佳表现，不是教条主义蓝图。你需要回避理论，或者只能将理论作为辅助。当理论成为教条时，内心的怀疑显然会被扼杀。要想得到复杂心理的粗略画面，我们需要许多理论。所以，你不应该因为心理治疗师无法对于自身理论达成一致而指责他们。一致只能体现片面性和贫瘠性。你无法在理论中捕捉心理，正如你无法在理论中捕捉世界。理论不是信条，它们要么是知识和治疗的工具，要么一无是处。

心理治疗有许多实践形式，从心理分析，或者类似形式，到催眠等形式，一直到蜂蜜糊剂和蝙蝠粪便牛乳酒。所有方法都能取得成功，至少表面上如此。不过，经过更加仔细的考察，你会发现，看似荒谬的疗法适合的不是某种神经症，而是某个人类个体，但对另一个病例，它可能是最糟糕的事情。医学显然也意识到，病人和疾病是同时存在的。但是，心理治疗最先知道——或者应该知道——它应该关注的不是神经症的假象，而是扭曲的病人整体。的确，它也曾经试图像治疗下肢溃疡一样治疗神经症。在治疗下肢溃疡时，你根本不需要关心患者是不是父亲的掌上明珠，是不是天主教徒、佛教徒或者其他信徒，她的丈夫是年长还是年轻，以及其他类似的事情。心理治疗起初像医学那样以症状为目标。作为得到科学承认的方法，它显然很年轻，但它和治疗艺术本身一样古老，一直有意或无意地保持着至少半个医学领域的女主人身份。的确，它直到过去半个世纪才出现真正的进步。在这段时间里，由于必要的专业化，它撤退到更加狭窄的心理神经症领域。不过，在这里，它相对迅速地认识到，消除症状——我们现在称之为症状分析——只是故事的一半，真正的重点是治疗患者的整个心理。

患者的整个心理是什么意思呢？

一般而言，医学首先需要将人作为解剖和生理现象来处理，不太愿意将人作为拥有明确心理的人类来处理。但是，这正是心理治疗的主题。
当我们从自然科学视角关注心理时，它表现为众
多生物学因素中的一个。在人身上，这个因素通
常被等同于意识头脑。到目前为止，所谓的人文
科学基本就是这样处理的。我完全同意心理是这
种因素的生物学观点。同时，我往往会想到，心
理——这里是意识——在所有生物学因素中占据
着特殊位置。这是因为，没有意识，人永远无法
知道存在世界这样一个事物。没有心理，你绝对
无法拥有知识，因为要想成为心理意象，客体必
须经历复杂的生理和心理改变过程。只有这个意
象才是知识的直接客体。世界的存在有两个条件：
它需要存在，我们需要知道它。

　　不管你将心理理解成生命体的附带现象，还
是将其理解成自为存在，这对心理学几乎没有影
响，因为心理知道自己的存在，作为这种存在发
挥作用，拥有无法取代的独特现象。所以，它证
明了自己是生物学因素，在现象上可以得到与其
他自然科学对象类似的描述。心理现象学一方面
始于心理生理学和实验心理学，另一方面始于疾

病和心理病理学诊断方法的描述（比如联想实验和罗夏的非理性墨迹）。不过，最令人信服的证据存在于心理生活的所有表现形式中，存在于人文科学、宗教和政治观点与运动、艺术等内容中。

所以，我们研究的"完整人类心理"其实是一个世界，即小宇宙，就像古人正确认为的那样，尽管他们的理由是错误的。心理反映并知道整个世界，万物在心理内部通过心理运转。

不过，为了真正理解这一点，我们必须大大拓宽常规心理概念。我们最初将心理等同于意识头脑，这无法通过经验考验。医疗哲学家 C. G. 卡鲁斯（C. G. Carus）明确提到这一点，首先提出了明确的潜意识哲学。今天，他绝对可以成为心理治疗师。不过，在他那个时代，心理仍然是哲学焦急保护的财产，因此无法在医学框架内得到讨论，尽管浪漫主义时代的医生在这方面尝试了各种非正统实验。我想说的主要是贾斯汀努斯·克纳（Justinus Kerner）。直到最近，人们才开始用假设的潜意识过程来填补意识过程中的空白。可以说，潜意识心理存在的可能性和尚未被发现的行星相同，后者的存在可以通过某个已知行星轨道的偏移推导出来。遗憾的是，我们缺少望远镜的帮助，无法确定它的存在。不过，当潜意识思想被引入时，心理概念立刻可以扩张成等式"心理＝自我意识＋潜意识"。

潜意识起初是从个人角度得到理解的，也就是说，它的内容被认为仅仅来自自我意识领域，随后通过抑制进入潜意识。弗洛伊德后来承认，潜意识中存在古代遗迹，但他觉得它们多少具有解剖学返祖现象的意义。所以，我们仍然远远没有充分理解潜意识。某些事情仍然有待发现，尽管它们近在咫尺：最重要的事实是，在每个孩子身上，意识在几年时间里从潜意识中发展出来；其次，意识总是基于最优生理表现的片段状态，因此经常被潜意识阶段（睡眠）打断；最后，潜意识心理不仅拥有更长的生命期，而且持续存在。这导致了下面的重要结论：真正而真实的心理是潜意识，自我意识只能被看作临时附带现象。

在古代，心理被看作小宇宙，这是心理物理人的特征之一。将这种特征归给以我为基础的心理活动是对自我意识的无限高估。不过，潜意识就完全不同了。根据定义和事实，潜意识是无法回避的。所以，你必须将其看作某种无限事物：无穷大或无穷小。它是否可以被合法称为小宇宙完全取决于超越个体经历的世界的某些部分是否可以被证明存在于潜意识中——这些恒定内容不是个体获得的，而是先验存在于个体生活经历之外。本能理论以及植物和昆虫共生关系的生物学发现早已使我们熟悉了这些事情。不过，当涉及心理时，你会立刻对于处理"遗传思想"感到恐惧。我们处理的并不是这种事情，其实是先验或先天决定的行为和功能模式问题。据猜测，全世界的小鸡都是以同样的方式从鸡蛋里孵化出来的，出现在世界各地和所有时代、独立于传统的某些思考、感觉和想象方式也是如此。证明这种预期的一个一般证据是，全世界类似的神话、巴斯蒂安（Bastian）的"民间思想"或原始思想是普遍存在的；一个特别证据是，这些思想在根本无法直接互相交流的个体心理中独立出现。在这些案例中发现的经验材料包括梦境、幻象、幻觉等。

神话是上述属于心理结构元素的"世界部分"。它们是恒定的，其表现形式无处不在，在所有时代都是相同的。

你可能会有些惊愕地问：这些与心理治疗有什么关系？神经症与本能障碍存在某种联系，这并不令人吃惊。不过，正如生物学表明的那样，本能绝不是盲目、自发、孤立的冲动。相反，它们与典型情景模式有关，只有当实际生活中的场景与先验模式相对应时才会得到释放。神话中表达的集体内容代表了这些情景模式，后者与本能的释放存在紧密联系。所以，关于它们的知识对于心理治疗师具有最大的实际意义。

显然，对于这些模式及其性质的研究一定会将我们导向看似无限远离医学的领域。这是经验心理学的命运，也是它的不幸——它无法坐上任何学术板凳。这恰恰是因为，人类心理涉及所有科学，它至少组成了所有科学存在所需要的半数土壤。

根据上述讨论，你应该知道，心理治疗与临床意义上的症状——医学画面——的一切共同点都具有次要意义。我不能说没有意义，因为疾病的医学画面是暂时的。真实而重要的是心理画面，它只能在治疗过程中在病理症状的面纱后面被人发现。要想更加接近心理领域，仅仅拥有来自医学领域的思想是不够的。由于许多令人信服的理由，被看作治疗艺术组成部分的心理治疗逃离了医生的控制，因此应该在医学界得到传授。就此而言，它不得不借鉴其他科学——这是其他医学学科在很长时间里一直在做的事情。不过，一般医学只能从自然科学借鉴思想，心理治疗却需要人文科学的帮助。

为了完成对医学和心理治疗差异的叙述，我应该描述体现在治疗过程中、在医学领域没有对应内容的心理过程现象。不过，这项工作超出了我的演讲范围。所以，我必须到此为止。但是，我相信，我有幸讲述的这点内容能够使你对心理治疗和医疗艺术之间的关系有所了解。

第 八 章

心理治疗与人生哲学

1942 年，作为苏黎世心理学会议讨论的介绍性致辞发表。

　　心理治疗在很大程度上来自实践中的即兴创作。所以，在很长时间里，它很难弄清自己的知识基础。经验心理学在很大程度上先后依赖于物理思想和生理学思想，对于组成其固有领域的复杂现象进行了比较犹豫的探索。类似地，心理治疗起初只是辅助方法，后来逐渐摆脱了医学疗法代表的思想世界，认识到它的主要关注点不是生理原则，而是心理原则。换句话说，它不得不提出心理学问题，后者很快凭借其基础观点打破了实验心理学框架。治疗要求将非常复杂的因素引入这门仍然很年轻的科学之中，其倡导者常常缺少处理现实问题所需要的工具。难怪这种由于治疗经验的积累而被迫出现的心理学的所有初始讨论充斥着各种眼花缭乱的思想、理论和观点。如果外行人觉得它很嘈杂，这也是情有可原的。这种混乱是无法避免的，因为人们迟早会认识到，在处理心理时，你不能不触及整个人和生命，包括最深刻的终极问题，正如你在治疗病人时必须关注完整的身体功能，或者如现代医学的少数代表所说，关注患者的全部。

病情的"心理性"越强，它就越复杂，与整个人生的关系就越密切。的确，基本心理现象与生理过程关系密切。生理因素至少构成了心理宇宙的一极，这是没有任何疑问的。本能和情感过程连同它们受到干扰时出现的所有神经症状显然依赖于生理基础。不过，另一方面，你可以同样清晰地发现，干扰因素拥有颠覆生理秩序的力量。如果干扰在于抑制，那么干扰因素——抑制力量——属于"更高的"心理级别。经验表明，它不是受生理限制的基本事物，而是非常复杂的决定因素，比如无法被科学证明拥有任何生理基础的某些理性、道德、美学、宗教思想和其他传统思想。这些极为复杂的支配因素构成了心理的另一极。经验还表明，这一极拥有的能量比受生理限制的心理多得多。

随着对狭义心理学领域最早的探索，新的心

理治疗遇到了矛盾问题——这个问题是心理的典型特征。实际上，由于心理结构极具矛盾性或对位性，因此你几乎无法做出没有反面的心理断言或一般陈述。

矛盾问题为最矛盾的理论提供了非常合适和理想的战场，尤其是关于人生哲学的部分或全部无意识的偏见。随着这种发展，心理治疗捅了最大的马蜂窝。让我们举一个据说很简单的例子——被压抑的本能。如果压抑被消除，本能就会获得自由。一旦获得自由，它就想以自己的方式生活和运转。不过，这制造了一个困难局面，有时是无法忍受的。所以，本能应该得到修改，或者如人们所说，得到"升华"。没有人能很好地解释怎样在不制造新压抑的情况下做到这一点。"应该"这个小小的词语总是可以证明治疗师的无助，它承认治疗师已毫无办法。如果人本质上是理性动物，你就可以最后求助于理性，但人并不是理性动物，相反，人非常不理性。所以，理智常常不足以修改本能，使之遵守理性秩序。没有人能想到在问题这个阶段出现的道德、伦理、哲学和宗教冲突——事实超越了一切想象。每个有良知、热爱真理的心理治疗师在此都能讲出一段故事，尽管他们不能公开讲述。所有当代问题、我们这个时代的所有哲学和宗教问题都被翻了出来。如果心理治疗师或患者不能及时放弃这种尝试，它可能会进入他们的内心。他们会被迫与自己和搭档讨论人生哲学。当然，有一些强迫性的答案和解决方案，但是原则上，长期来看，它们既不理想，也不令人满意。任何戈尔迪之结都无法被永远斩断，它总是可以自动打上结，这很讨厌。

哲学讨论是心理治疗必须面对的任务，尽管不是所有患者都能谈论基本原则。但是，我们必须通过某种方式回答测量标准的问题，回答确定我们行为的道德标准问题，因为患者完全可能期待我们对判断和决定负责。不是所有患者都允许我们由于拒绝负起这种责任而去谴责患者的幼稚弱点。而且，这种治疗错误会锯断我们栖息的树枝。换句话说，心理治疗艺术要求治疗师拥有可以承认的、可信的、可以辩解的信念，它们已经解决了他自己的神经分裂，或者阻止了神经分裂的产生，从而证明了它们的可行性。患有神经症的治疗师是自相矛盾的说法。你无法帮助患者走得比你更远。另一方面，拥有情结本身并不意味着神经症，因为情结是心理现象的正常焦点，它们的痛苦并不意味着它们是病理性障碍。痛苦不是疾病，而是快乐的正常对立面。只有当我们认为自己没有某种情结时，这种情结才会具有病理特征。

人的人生哲学作为最复杂的心理结构，构成了受生理限制的心理的对立面。作为最高心理支配因素，它最终决定了后者的命运。它指导治疗师的人生，影响他的治疗精神。虽然它拥有最严格的客观性，但它本质上是主观系统。所以，它可能而且很可能与患者的真实情况反复碰撞并被击碎，然后再次出现，通过经验复原。信念很容易转变成自我防御，被诱导成僵化信念，这对生活有害。坚定信念的检验标准是其弹性和灵活性，和其他所有崇高真理类似，它可以通过承认错误获得最好的发展。

我很难掩盖下面的事实：我们这些心理治疗

师其实应该是哲学家或哲学医生，或者说我们
已经是哲学家或哲学医生了，尽管我们不愿意
承认，因为我们的工作和大学里那些所谓的哲
学存在鲜明对比。我们也可以称之为处于新生
状态的宗教，因为在生命诞生之初的巨大混乱
中，哲学和宗教并没有分界线。心理治疗现状
的持续紧张连同它的各种印象和情绪障碍也没
有为我们留下太多将思想系统化的闲暇。所以，
我们无法向哲学家和神学家清晰解释从生活中
总结出的指导原则。

　　我们的患者由于神经症的束缚而受苦，他们
是潜意识的囚徒。如果我们试图带着清晰的头脑
闯入潜意识力量领域，就需要对抗患者所屈从的
影响。和治疗流行病的医生类似，我们暴露在威
胁我们意识平衡的力量下。要想将我们自己的人
性和患者的人性从潜意识魔爪中拯救出来，我们
需要采取各种可能的防备措施。明智的自我限制
并不等同于教科书哲学，面临生命危险时脱口而
出的祈祷也不等同于神学专著。二者都是适合人
生鲜明活力的宗教和哲学态度的结果。

最高支配因素总是具有宗教或哲学性质。它的性质极为原始。所以，它在原始人之中得到充分发展。任何困难、危险和重要人生阶段都会立刻召唤出这个支配因素。在所有饱含情绪的局面下，它是最自然的反应。不过，它常常和引发它的半意识情绪状态一样模糊。所以，患者的情绪障碍应该激活治疗师的相应宗教或哲学因素，这很自然。通常，他最不愿意直接面对这些原始内容，更愿意向从外部抵达意识的宗教或哲学寻求帮助，这是可以理解的。在我看来，只要这种策略使患者有机会在外部世界的某种保护制度中找到自己的位置，它就是合理的。这种解决方案是完全自然的，因为世界各地一直存在图腾氏族、异教团体和信条，其目的是为混乱的本能世界带来有秩序的形式。

不过，当患者的本性拒绝集体解决方案时，你就会遇到困难。此时的问题是，治疗师是否愿意冒险让自己的信念被患者的真理击碎。如果他想继续治疗患者，他必须放弃一切先入为主的观念，和患者一起寻找最适合患者情绪状态的宗教和哲学思想，不管这些思想是好是坏。这些思想以原型形式表现出来，刚刚脱离母体土壤，后者是一切宗教和哲学系统最初的来源。不过，如果治疗师不想为了患者而怀疑他的信念，你就有理由怀疑其基本态度的稳定性了。也许治疗师由于自我防御而无法让步，这会使他因僵化而受到威胁。心理弹性的边缘存在个体和集体差异，它常常很狭窄，以至于一定程度的僵化确实代表了最大的成就。力所不及，何必强求？

　　本能不是孤立的事物，在实践中也无法孤立。它总是带着一系列具有精神属性的原型内容，后者既是它的基础，又是它的限制。换句话说，本能总是不可避免地与人生哲学之类的事情结合在一起，不管后者多么古老、模糊和朦胧。本能会刺激思想。如果一个人不考虑自己的自由意志，你就会得到强迫性思考，因为心理的两极即生理和头脑是密不可分的。所以，要想释放本能，你必须释放头脑，正如摆脱本能的头脑是没有价值的。头脑和本能的联系也不一定是和谐的。相反，它充满了冲突，这意味着痛苦。所以，心理治疗的主要目标不是使患者获得无法实现的快乐状态，而是帮助他在面对痛苦时获得坚定和哲学耐心。完整和圆满的人生需要快乐和悲伤的平衡。不过，由于痛苦令人极为不快，因此人们自然不愿意思考人在一生中会经历多少恐惧和悲伤。所以，他们安慰性地谈论进步和最大的快乐可能，忘记了如果没有一定的痛苦，快乐本身是有害的。神经症的背后常常隐藏着患者不愿意承受的各种自然而必要的痛苦。我们可以从癔症痛苦中最为清晰地看到这一点。在治疗过程中，患者需要承受他试图回避的心理痛苦，以缓解癔症痛苦。

所以，基督教的原罪教义与痛苦的含义和价值具有深刻的治疗意义，显然远比伊斯兰宿命论更适合西方人。类似地，对永生的信仰会让生命不受阻碍地流向未来，如果要避免停滞和倒退，这是非常必要的。我们喜欢用"教义"一词来表示这些对于心理极为重要的思想，但它们不只是武断的智力理论。从心理角度看，它们是情绪经历，其性质无法讨论。在此，我以自己作为平庸的对照。当我感觉良好而满意时，没有人能证明我的感觉不是良好而满意的。逻辑论述完全无法影响我们感觉和经历的事实。原罪、痛苦的含义和永生就是这种情感事实。不过，体验它们需要感召，任何人类操作都无法迫使人做到这一点。只有毫无保留的屈服才有希望实现这一目标。

不是所有人都能做到这种屈服。它没有"应该"和"必须"之说，因为使用意志这一行为必然会强调我的屈服意志，使我来到屈服的对立面。泰坦不能用暴风雨占领奥林匹斯山，基督徒更不能占领天堂。最具治疗作用、心理最需要的经历是"很难得到的宝藏"。要想得到它，平凡人需要有不平凡的东西。

我们知道，在面对患者的实践工作中，这个不平凡的东西是原型内容的入侵。要想同化这些内容，使用当前哲学或宗教思想是不够的，因为它们根本不符合这些材料的古老象征。所以，我们只能回顾基督教之前的和非基督教的观念，并且得出结论：西方人没有垄断人类智慧，白人不是上帝特别眷顾的人种。而且，要想公平对待某些当代集体现象，我们必须回顾基督教之前的类似现象。

中世纪医生似乎意识到了这一点，因为他们实践的哲学可以追溯到基督教之前的时代，其性质完全对应于我们今天和患者的经历。除了神圣启示之光，这些医生还发现了一种自然之光，它是第二种独立启示来源。如果教会流传下来的真理由于某种原因对医生或患者无效，医生可以转向第二种真理。

我从事历史研究不是出于单纯的爱好，而是源于迫切的实际需要。我们的现代医学培训、学术心理学和哲学无法为医生提供必要的教育和手段，因此他们无法在理解的基础上有效应对心理治疗实践中通常很紧迫的要求。所以，作为历史外行，为避免缺陷带来的尴尬，我们应该再次进入学校，向古老的医疗哲学家学习。在他们那个时代，身体和灵魂还没有分裂成不同功能。虽然我们是出类拔萃的专家，但奇怪的是，我们的专业领域使我们趋向于普遍主义，使我们彻底超越了专家态度，如果身体和灵魂的统一不只是空谈的话。当我们下定决心处理灵魂时，我们会立刻发现，神经症不是单独现象，它关乎存在病理障碍的心理整体。弗洛伊德的重大发现是，神经症不是单纯的症状聚集，而是影响整个心理的功能错误。重要的不是神经症，而是患有神经症的人。我们需要处理人。我们必须将他作为人类，公平对待他。

我们今天举行的会议表明，我们已经认识到了心理治疗的目标，即同等关注生理和精神因素。心理治疗源于自然科学，将自然科学的客观经验方法应用于头脑现象。即使这只是一种尝试，这种尝试也具有不可估量的意义。

第 九 章

今日心理治疗

1941 年，在瑞士心理治疗协会分会第四次年度会议上发表。

对于心理治疗和当今欧洲心态的关系进行比较详细的考察是一项有意义的任务。不过，大概没有人会由于不敢进行如此大胆的冒险而受到指责。这是因为，谁能保证他为欧洲现在的心理和精神困境描绘的画面是真实的呢？作为这些灾难性事件的见证者和参与者，我们是否有能力在今日欧洲难以描述的政治和思想混乱中做出冷静判断和清晰观察呢？如果缩小心理治疗领域的范围，将我们的科学局限在谦逊专家的角落里，对半个世界的废墟冷眼旁观，这样是不是更好呢？我担心，虽然这种策略拥有值得称赞的谦逊态度，但是它不符合心理治疗性质。毕竟，心理治疗是"灵魂治疗"。实际上，不管你如何解释心理治疗，它的概念都是极为自负的：因为灵魂是一切行为的发源地，所以也是一切人类意志产物的发源地。你很难在无限广阔的心理领域中随意切割出有限的部分，将其称为与世隔绝的心理治疗剧院。的确，医学不得不标出一块特殊领地，即神经症和精神病领域，这是为了方便实际治疗，而且是可行的。不过，当心理治疗意识到它的问题不只是技术问题，而且是科学问题时，你必须立刻打破这种人为限制。科学本身没有边界，没有任何专业能够完全做到自给自足。要想真正具有科学地位，任何专业都必须超越边界，侵入邻近的领域。即使是像弗氏精神分析这样高度专业化的技术最开始也无法避免入侵其他科学禁地，有时是极为遥远的禁地。实际上，你无法以局部视角处理心理和整个人类人格。在所有心理障碍中，人们日益发现，心理是将一切事物结合在一起的整体，这也许比身体疾病更加明显。当患者带着神经症来找我们时，他携带的不是部分心理，而是整个心理，以及心理依赖的部分世界。没有它，你永远无法恰当理解心理。所以，心理治疗不能像其他专业科学学科那样在与整个世界没有更多联系的专业禁猎区里避难。我们可能试图专注于最具个人特征的问题，但我们的治疗效果取决于下面的问题：我们的患者来自怎样的世界？他需要适应怎样的世界？世界是超越个人的事实，个人主义心理学永远无法公平对待它。这种心理学只能渗透到人的个人成分中。不过，由于他也是世界的一部分，因此他自己身上也携带着世界，即某种非个人和超个人事物。它包括他的整个身体和心理基础，前提是它从一开始就是给定的。显然，父亲和母亲的人格构成了人在婴儿时最初的、看上去也是唯一的世界。如果继续长期维持这种状态，他一定会患上神经症，因为他作为完整个体需要进入的大世界不再是父亲和母亲的世界，而是超个人事实。儿童首先通过与兄弟姐妹的关系切断他与父母的童年关系。哥哥不再是真正的父亲，姐姐不再是真正的母亲。后来，丈夫和妻子起初是陌生人，来自拥有不同历史，而且常常拥有不同社会背景的家庭。当孩子到来时，他们迫使父母承担父亲和母亲的角色，从而完成了这一过程。父母之前只在其他人身上看到了这种角色，这与他们的婴儿期态度相符。所以，他们试图确保自己拥有童年角色的所有优势。每个人在比较正常的生命过程中都会走过这种反向转化道路，被迫完成从儿童一极到家长一极的态度改变。这种改变要求他认识到儿童很容易忽略的客观事实和价值。然而，学校无情地向他灌输了客观时间思想、职责和完成职责的思想以及外部权威思想，不管他是否喜欢学校和老师。随着学校的教育和时间的无情推进，一个接一个的客观事实越来越多地闯入他的个人生活，不管他是否欢迎这些事实，也不管他是否形成了对于它们的任何特殊态度。同时，他极为清晰地发现，父母世界超越指定范围的延续一定会带来昂贵的代价。将婴儿个人世界带入更大世界的一切尝试必然会失败。就连治疗神经症时发生的移情最多也只是中间阶段而已，使患者有机会摆脱从童年时起一直粘在身上的所有蛋壳碎片，收回外部现实中的父母意象投射。这种操作是现代心理治疗最困难的任务之一。人们曾经乐观地认为，通过内容分析，他们可以在一定程度上打破和摧毁父母意象。事实并非如此：虽然父母意象可以从投射状态中释放出来，从外部世界收回，但它们和童年早期获得的其他事物类似，继续保持着最初的新鲜感。随着投射的回收，它们退到了个体心理之中，后者其实是它们的主要来源。①

在我们讨论父母意象不再被投射时发生的事情之前，让我们转向另一个问题：现代心理治疗发现的这个问题是不是新问题？之前的时代没有我们所理解的科学心理学，那时的人们是不是不知道这个问题？这个问题过去是如何表现的？

由于之前的时代没有我们所说的心理治疗知识，因此我们不能指望在历史上找到和我们类似的表达方式。不过，由于从儿童到父母的转变从远古时起一直在世界各地持续进行，而且随着意识的增长，它也被主体看作困难的过程，因此我们一定可以猜测各种一般心理治疗系统的存在，它们可以帮助人们度过困难的转变阶段。的确，即使在最原始的层面上，我们也在所有需要实现心理转变的人生时刻找到了某些极端措施。其中，

---

①　我们知道，父母意象一方面由个人获得的个人父母意象组成，另一方面由先验存在的父母原型组成，后者存在于心理前意识结构中。

最重要的是青春期仪式以及与婚姻、出生和死亡有关的仪式。在尚未受到外部影响的原始文化中，所有这些仪式得到了极为谨慎和严格的遵守，它们最初很可能是为了避免在这种时候容易出现的心理损伤；同时，它们也是为了向仪式参与者传授生活所需要的准备和学问。原始部落的存在和繁荣与细致而传统的仪式绝对存在密切关系。当这些习俗由于白人的影响而被放弃时，真正的部落生活会消失，部落会失去灵魂并瓦解。关于基督教传教士在这方面的影响，人们的观点存在很大分歧。我在非洲看到的现象使我持有极度悲观视角。

在更高、更加文明的层面上，同样的工作是由宗教完成的，包括洗礼、坚信礼、婚礼和葬礼。众所周知，和新教相比，在天主教仪式中，它们更加接近起源，更加鲜活完整。在这里，我们同样可以看到儿童的父母世界是怎样被各种类比符号取代的：父权秩序通过精神再生和重生将成年人引入新的子女关系中。作为众父之父的教皇和教会母亲是包含整个基督教世界的家庭的父母，新教等教派除外。如果父母意象在发展过程中被摧毁，因此变得无效，那么这种秩序不仅会失去存在理由，而且会失去存在可能性。然而，实际上，永远活跃的父母意象和根深蒂固的儿童感找到了位置，后者在教会怀抱中找到了意义和避难所。而且，其他一些教会制度促进了这种联系的稳定发展和持续更新。其中，我要特别提到弥撒和忏悔。狭义的圣餐是成员在上帝面前相遇和用餐的家庭餐桌，它所遵循的神圣习俗可以追溯到基督教之前的时代。

更加详细地描述这些熟悉的事物是多余的。我提到它们只是为了表明，和现代心理治疗类似，过往时代对心理的处理考虑到了人类生活的基本事实。不过，宗教对父母意象的处理是多么不同啊！它没有幻想将其分解或摧毁，相反，它承认它们是鲜活的现实，消除它们既不可能也没有好处。宗教让它们在严格传统的父权秩序框架下以改变和升华的形式继续存在，这种秩序几个世纪以来一直保持着活跃的联系。它保留了许多仍然鲜活的人类童年心理遗迹，正如它滋养和保存了个体的童年心理。它通过这种方式对抗最大的心理危险之一——根源的丧失，后者不仅是原始部落的灾难，也是文明人的灾难。传统有时具有必要性，它的瓦解总是一种损失和危险，它之所以是灵魂的危险，是因为本能生命——人最保守的元素——总是表现在传统做法中。古老的信念和习俗深深地根植于本能之中。如果它们被丢弃，意识头脑就会与本能断绝关系，失去根源，而无法表达自己的本能会退到潜意识中，强化潜意识的能量，使之外溢到意识的现有内容中。此时，意识的无根状态成了真正的危险。这个秘密推力会导致意识头脑的狂妄自大，表现为夸张的自尊或自卑情结。不管怎样，它都会导致失衡，这是最容易滋生心理损伤的温床。

　　回顾欧洲文明大约一千年的历史，我们会看到，西方教育和关爱灵魂的理想一直是基于认可父母意象的父权秩序。现在，它在很大程度上依然如此。所以，在处理个体时，不管他的意识态度多么具有革命性，我们都需要考虑到心理的父权或等级倾向，它使心理本能地寻找并依附于这种秩序。所以，使父母意象和童年心理失效的任何尝试从一开始就注定了失败的结局。

现在，让我们回到之前的问题：当父母意象从投射中收回时，会发生什么？这些意象当然可以从携带投射的某些人身上分离出来，这是成功心理治疗的惯用手段。另一方面，如果患者将意象转移到了医生身上，问题会变得更加困难。在这种情况下，分离会导致戏剧性结果。如果这些意象不再依附于人类个体，它们会发生什么呢？作为基督教世界至高父亲的教皇担任上帝的公职，他是仆人的仆人。所以，意象转移到他身上相当于转移到天父和地上的母亲教会身上。但是，被连根拔起、脱离传统的人们会怎样呢？哈佛大学的默里（Murray）教授 ① 根据大量统计材料证明——从而证实了我之前发表的经验——平均而言，犹太人的情结发生率最高，其次是新教徒，第三是天主教徒。人的心理态度和观察事情的方式对他和他的心理健康极为重要。我们几乎可以

---

① 在《人格探索》中。

说，我们看待事情的方式比事情本身更重要。这表明，人的人生哲学与心理健康直接相关。如果我们对于某个局面或某件事情感到不悦，我们的快乐就会受到破坏。之后，它们常常真的不适合我们了。反过来，如果我们能放弃某些偏见，改变视角，我们就可以忍受甚至接受许多事情。天才医生帕拉采尔苏斯强调，不理解"理论化"艺术的人不能成为医生。他想说的是，医生必须使自己和患者获得某种看待疾病的方式，使医生能够治愈疾病，使患者能够康复，至少能够忍受疾病。所以，他说："所有疾病都是涤罪之火。"他意识到并充分使用了患者心理态度的康复能力。因此，当我治疗虔诚的天主教徒时，如果遇到移情问题，我可以凭借医生身份回避问题，把问题交给教会。不过，如果我治疗的是非天主教徒，这种方法就行不通了，我无法凭借我的医生身份回避问题，因为我通常无法恰当地将父亲意象引导到某个人身上。当然，我可以让患者凭借理智认识到，我不是父亲。不过，这一行为反而会使我变成理智的父亲，维持父亲角色。自然和患者都厌恶真空。患者本能地惧怕让父母意象和他的童年心理落入虚空，落入没有未来的无望的过去。他的本能告诉他，为了自己的健康，他必须以某种形式使这些事情保持活跃。他知道，投射的完全收回会导致看似没有尽头的自我孤立，而他几乎不喜欢孤立，因此这种孤立会变得更加沉重。他之前就知道，孤立很难受。现在，他不太可能仅仅由于甜蜜的理智而忍受孤立。所以，在这个节点上，摆脱与父母过多个人联系的天主教徒可以相对轻松地回到教会的奥秘中。现在，他可以更好、更深刻地理解这些奥秘。一些新教徒也可以在某种更新的新教变体中发现吸引他们的意义，从而重新获得真正的宗教态度。如果没有暴力的、有时存在伤害性的解决方案，其他所有患者都会深陷在移情关系中，使自己和医生接受严格的耐心考验。这也许是无法避免的，因为在某些病例中，即存在精神病倾向的病例中，如果患者突然陷入没有父母的孤儿状态，一直伴随它的潜意识突然被激活，后果会非常危险。所以，你只能逐步收回投射。从父母意象中分裂出来的内容的整合对潜意识具有激活效应，因为这些意象带有它们最初在童年时拥有的所有能量。所以，它们继续对成年人发挥重大影响。它们的整合意味着许多能量流入潜意识，这很快表现为潜意识内容对意识头脑日益强烈的侵染。在纯粹自我意识中的孤立具有矛盾后果：现在，梦境和幻象中出现了与个人无关的集体内容，它们是导致某些精神分裂神经症的原因。这种情况并非没有危险，因为自我与投射联系的切断——这种联系主要是对医生的移情——会带来这样的风险：之前溶解在与个人环境关系中的自我现在可能溶解在集体潜意识内容中。这是因为，虽然父母在外部现实世界中可能已经死去，但他们和他们的意象转移到了集体潜意识的"异世界"中。在那里，和之前一样，它们继续吸引溶解自我的投射。

此时，健康的补偿性运转发挥了作用。在我看来，它每次都像奇迹一样。为对抗这种危险的分解趋势，同样的集体潜意识中出现了反作用，其特征是明确指出了代表整合的象征符号。这一过程几乎创造了新的人格中心，它起初在象征中显示出相对于自我的优越性，后来从经验角度证明了它的优越性。所以，这个中心和自我不属于同一类别，必须为它赋予更高的价值。我们也不能继续称之为"自我"。因此，我称之为"自性"。体验和意识到这个自性是印度瑜珈的终极目标。在考虑自性的心理时，我们最好求助于印度智慧宝库。在印度，和我们类似，自性的体验与理智主义无关，它是生命现象，可以带来人格的根本转变。我将导致这种体验的过程称为"自性化过程"。如果我推荐经典瑜珈研究，这不是因为我是那种一听到"禅""菩提""解脱"等神奇词语就兴奋地瞪大眼睛的人，而是因为从心理学角度看，我们可以从瑜珈哲学中学到许多东西，将其付诸实践。而且，这些材料很容易获取，在东方书籍及其译本中得到了清晰表述。在这里，和之前一样，我并不是说西方没有类似事物，我之所以推荐瑜珈，仅仅是因为与此类似的西方知识比较专业，只为专家所了解。它很深奥，被表述成了晦涩的原则，因而导致了各种垃圾论述，已经被扭曲得难以辨认了。炼金术中隐藏着西方瑜珈冥想系统，但它得到了严格保密，以免被看作异端，导致痛苦后果。不过，对于执业心理医生来说，和印度瑜珈相比，炼金术有一个难以估量的优势——它的思想几乎完全是用极为丰富的象征符号来表达的，我们今天仍然可以在患者身上找到这些符号。在我看来，炼金术为我们提供了极为重要的帮助，可以使我们理解自性化过程中的符号。[①]

炼金术将我所说的"自性"描述成不可腐坏的物质，即不能分解的物质，一种不可分割的整体，它无法简化成其他任何事物，同时又是普适之物。十六世纪炼金术师甚至称之为大宇宙之子。[②]原则上，现代发现与这些表述相符。

为了说到今天的问题，我不得不提到所有这些事情。这是因为，如果我们坚持不懈地遵循自然发展道路，就会获得自性体验，进入做自己的状态。帕拉采尔苏斯的格言将其表述为道德要求："那个人无人能拥有，他只属于自己。"这既是典型的瑞士格言，又是典型的炼金术格言。1941 年

① 　参考《心理学与炼金术》和《心理学与宗教》。

② 　昆拉特（Khunrath），*Von hylealischen...Chaos*。

秋，我们纪念了帕拉采尔苏斯的四百周年诞辰。不过，通往这个目标的道路很辛苦，不适合所有人。"这条路很漫长。"炼金术师说。我们仍然处于始于古代晚期的发展起始阶段，这种发展在整个中世纪几乎隐藏在边角地带，在默默无闻中度日，代表它的孤独怪人被称为晦涩者，这不无道理。不过，像艾尔伯图斯·麦格努斯（Albertus Magnus）、罗杰·培根（Roger Bacon）和帕拉采尔苏斯这样的人是现代科学之父，他们的精神在很大程度上动摇了"全面"教会的权威。我们的现代心理学发源于自然科学精神，它在无意中推进了炼金术师开启的工作。这些人相信，只有少数天才拥有这种天赋。今天，我们通过非常痛苦的经验得知，我们对每个患者的治疗非常困难，只有少数人才能获得必要的知识和经验。同时，基督教会这一有益制度的分解和削弱正在以惊人的速度持续，坚定信仰的丧失正在逐渐导致智力、政治和社会的无政府状态，欧洲人的灵魂对此难以接受，因为他们习惯于父权秩序。从社会角度看，目前实现充分的个体意识和人格成熟的尝试仍然很脆弱，和我们的历史需求相比没有任何分量。要想让我们的欧洲社会秩序基础不被动摇，我们必须不惜一切代价恢复权威。

这可能是欧洲目前试图用国家集体主义取代教会集体主义的一个原因。教会曾经极为坚决地使神权体制变成现实。类似地，国家现在也在追求绝对极权主义。精神的奥秘没有被自然奥秘或帕拉采尔苏斯所说的自然启示奥秘所取代，而是被名为"国家"的政治集体对于个体的完全吸收所取代。这提供了一种解决困境的办法，因为父母意象现在可以投射到国家身上，后者是普遍提供者，是负责所有思想和意志的权威。科学被用于为社会集体服务，其价值仅仅体现在对集体目的的实用性上。心理发展的自然道路不是被跨越千百年、使文化价值保持生机的精神方向取代，而是被政治部门取代，后者满足了特殊群体的权力斗争，向大众承诺经济利益。通过这种方式，欧洲人对于父权秩序和等级秩序根深蒂固的渴望找到了恰当的具体表达，它与群体本能完全相符，但固定在很低的层次上，在各个方面都对文化有害。

在这里，人们很容易产生分歧。由于心理治疗宣称以科学为基础，因此根据自由研究原则，它所宣称的目标是根据没有偏见的科学研究得到的知识，教育人们获得独立和道德自由。不管个体希望适应怎样的条件，他总是应该进行有意识的自由选择。不过，由于政治目标和国家需要占据主导地位，因此心理治疗必然会成为特定政治系统的工具，人们的教育需要以此为目标，同时远离他们自己的最高命运。对于这一结论，你显然会提出异议：人的最终命运不是在于他作为个体的存在，而是在于人类社会的抱负，因为没有它，个体根本不可能存在。这种异议很有分量，不容小觑。显然，个体只能通过社会而存在，而且一直是通过社会而存在的。所以，我们在原始部落中发现了成人仪式。通过仪式性的死亡，个体摆脱了家庭，也摆脱了之前的所有身份，作为部落成员重生。我们还发现，在埃及和巴比伦等早期文明中，所有个性集中在国王身上，普通人没有得到记载。我们还观察到，在一些完整的家族中，每一代人名字的个性弥补了名字拥有者的空虚。在长期延续的日本艺术家世系中，艺术家放弃了自己的名字，采用了主人的名字，只在后面添加了一个谦逊的序号。基督教为每个人赋予了永生灵魂的尊严，而在之前的时代，这种特权仅限于国王一人。这是基督教难以磨灭的伟大成就，它与基于心理内容原始投射的所有古代制度形成了对比。这种基督教创新代表了人类意识和整体文化的巨大进步，终结了个体灵魂最高价值在国王和其他高贵人物身上的投射。在这里，如果讨论这些内容，我就离题太远了。事实证明，意识、道德自由和文化的内在意志强于野蛮的投射冲动，后者将个体永远囚禁在潜意识黑暗中，将他贬得一文不值。当然，这种进步让他背上了十字架——意识和道德冲突的折磨，以及个人思想的不确定性。这项任务极为艰难，只能逐步完成，一个世纪一个世纪地完成。作为代价，你必须承受无尽的痛苦和折磨，对抗不断引诱我们的所有力量，回避看似更简单的潜意识道路。选择潜意识道路的人觉得这项任务可以安全地留给"他人"，或者最终留给匿名的国家。不过，谁是

"他人"呢？他们显然是超人，似乎可以做到所有人认为自己显然做不到的事情。实际上，他们和我们类似，拥有和我们一样的思想和感受。不同之处在于，他们是"踢皮球"艺术的行家。国家到底是谁呢？国家是组成它的所有小人物的集合。如果国家可以人格化，它就是一个个体或妖怪，其智力和道德远远低于组成它的大多数个体，因为它代表了大众心理的 n 次方。所以，基督教在最好的岁月里从未支持对国家的信仰，而是为人们设置了超越世俗的目标，这个目标可以将他从对这个世界的投射冲动力量中拯救出来，而这个世界的统治者是黑暗精神。它为他提供了永生灵魂，使他获得举起世界的支点，以便向他展示，他的目标不是掌控这个世界，而是获得天国，后者的基础在他自己的心里。

如果人无法脱离社会而存在，那么他也无法脱离氧气、水、蛋白、脂肪等物质而存在。和这些物质类似，社会是他存在的一个必要条件。你不能认为，人活着是为了呼吸空气。你同样不能认为，个体的存在是为了社会。"社会"只是一个词语，是代表人类群体共生的概念。概念不是生命承载者。唯一自然的生命承载者是个体，后者完全是自然的。"社会"和"国家"是生命承载者的集合，同时是其有组织的形式，是重要的生活条件。所以，你不能认为个体只能作为社会粒子存在。不管怎样，如果没有国家，人可以存活很长时间，但是如果没有空气，人无法存活片刻。

当政治目标占主导地位时，次要因素显然变成了主要因素。接着，个体的合法命运被骗走，两千年的基督教文明被清除。意识没有通过投射的收回得到拓展，反而变窄了，因为仅仅作为人类存在条件的社会被设置成目标。社会是潜意识最大的诱惑，因为集体总是吞噬个体——后者自身没有安全感——将其变成无助的粒子。集权国家无法片刻忍受心理治疗帮助人实现自然命运的权利。相反，它一定会声称，心理治疗仅仅是为国家制造有用人力的工具而已。这样一来，心理治疗将仅仅变成为提高社会效率这一目标服务的技术。灵魂会放弃自己的一切生命，变成国家认为合适的功能。心理科学将被降格为利用心理功能的方式和途径的学问。至于治疗目标，将患者完整而成功地融入国家机器将成为康复标准。由于实现这一目标的最佳途径是使个体完全失去灵魂，也就是尽量没有意识，因此提高意识的所有方法会被一举废弃，最好的做法是从过去的储藏室里取出所有用于避免人意识到潜意识内容的方法。所以，心理治疗艺术将被迫全面倒退。

这幅粗略画面就是心理治疗目前面对的替代选项。欧洲曾幻想自己逃离了中世纪，未来的发展将决定欧洲是否会第二次连续几个世纪陷入宗教裁判所的黑暗之中。只有国家的极权要求得到强制实施并持续存在，这种结果才会出现。任何聪明人都无法否认，被我们称为国家的社会组织不仅感到了扩大权威的生动需求，而且在环境的强迫下不得不这样做。如果这是通过公众的自由同意和有意识选择实现的，结果当然非常理想。然而，如果它是为了便利，为了避免讨厌的决策，或者由于缺少意识而出现的，个体就会面临着作为负责任的人类被抹杀的风险。此时，国家无异于监狱和蚁丘。

虽然个性的有意识实现与人的自然命运相符，但它不是人的全部目标。人类教育的目标不可能是创造无政府的个体存在集群。这个目标近似于未公开的极端个人主义理想，它其实是对同样无效的集体主义的病态反应。和这些相比，个体化的自然过程孕育出了人类社区意识，因为它能使我们意识到潜意识，后者将所有人类团结起来，是人类的共同点。个体化是与自己的合一，同时也是与人性的合一，因为自己是人性的一部分。当个体以这种方式对自己建立安全感时，你就可以在一定程度上保证，即使国家拥有更大的权威，个体有组织的聚集也会形成有意识的社区，而不是乌合之众。对此，有意识的选择和个体决策自由是不可缺少的条件。没有这种自由和自我决定，就没有真正的社区。我还必须指出，没有这种社区，就连拥有自我安全感的自由个体也无法长期健康成长。而且，独立人格最有利于共同福祉。今天的人是否拥有这种决策所需要的成熟性则是另一个问题。另一方面，强烈阻止自然发展、被强加在人类身上的解决方案同样存在问题。你不能长期违背自然事实。它们像水一样渗透到万物中，任何没能考虑到它们的系统都会受到破坏，迟早会被它们搞垮。不过，一个拥有充足政治智慧，能够为自然——包括精神——提供足够运转空间的权威不需要惧怕过早的衰落。欧洲人需要并且想要很大的权威，这可能是精神不成熟的可耻迹象。我们需要面对的事实是，在幼稚而缺乏传统的改革家的罪恶共谋下，无数欧洲人逃离了教会权威以及国王和皇帝的父权秩序，在任何想要掌握权威的力量面前沦为无助而愚蠢的牺牲品。我们必须时刻考虑到人类的不成熟。

我们瑞士人不是生活在围绕真空旋转的小行星上，而是和其他欧洲人生活在同一个地球上。我们正在面临这些问题。如果我们浑浑噩噩，就会像其他国家那样屈服于这些问题。我们最大的危险是误以为我们的意识水平高于邻国。这是不可能的。虽然说像我们这样的少数心理学家和心理治疗师过度看重自己——或者说过度傲慢——可能不太恰当，但我仍然要强调，正因为我们是心理学家，所以我们的首要任务和职责是理解这个时代的心理状况，清晰看到我们面对的问题和挑战。即使我们的声音非常微弱，无法在喧嚣的政治斗争中被人听到，只能消失在背景中，我们也可以用中国大师的话语安慰自己："当明智的人独处并拥有正确思想时，他的声音可以传到一千里外。"

万事开头难。所以，我们必须沉下心来，对难以理解的患者进行认真而枯燥的治疗，尽管我们追求的目标似乎遥不可及。不过，有一个目标是我们能实现的，那就是个体人格的发展和成熟。由于我们相信个体是生命承载者，因此即使一千棵树中只有一棵树结出果子，我们也实现了生命的目的。建议让一切生命尽情生长的人很快就会发现，杂草——最坚强的多年生植物——已经越过了他的头顶。所以，我认为，心理治疗今天的主要任务是一心一意地追求个体发展目标。只有这样，我们的努力才会顺应自然，使每个人的生命最充分地结出果实，因为生命只能在个体身上实现意义——坐在镀金笼中的鸟儿无法实现生命的意义。